疫学・予防　Ⅰ

診断　Ⅱ

治療　Ⅲ

Oncologic Emergency　Ⅳ

緩和医療　Ⅴ

薬物療法の副作用対策　Ⅵ

合併症のある肺癌　Ⅶ

社会資源　Ⅷ

肺癌におけるチーム医療　Ⅸ

肺癌の臨床試験　Ⅹ

索引

付録：有害事象共通用語規準

肺癌診療
ポケットガイド

編集

大江裕一郎
国立がん研究センター中央病院呼吸器内科長・副院長

渡辺　俊一
国立がん研究センター中央病院呼吸器外科長

伊藤　芳紀
国立がん研究センター中央病院放射線治療科医長

出雲　雄大
国立がん研究センター中央病院内視鏡科
呼吸器内視鏡グループ長

医学書院

謹告

　著者，編集者ならびに出版社として，本書に記載されている内容が最新・正確であるように最善の努力をしておりますが，薬の適応症・用量・用法などは，基礎研究や臨床試験，市販後調査によるデータの蓄積により，ときに変更されることがあります．したがって，使いなれない薬の使用に関しては，読者ご自身で十分に注意を払われることを要望いたします．

株式会社　医学書院

肺癌診療ポケットガイド

発　　行　2016 年 5 月 15 日　第 1 版第 1 刷©

編　　集　大江裕一郎・渡辺俊一
　　　　　伊藤芳紀・出雲雄大

発行者　　株式会社　医学書院

　　　　　代表取締役　金原　優

　　　　　〒113-8719　東京都文京区本郷 1-28-23

　　　　　電話　03-3817-5600(社内案内)

印刷・製本　横山印刷

本書の複製権・翻訳権・上映権・譲渡権・公衆送信権(送信可能化権を含む)は株式会社医学書院が保有します．

ISBN978-4-260-02506-5

本書を無断で複製する行為(複写，スキャン，デジタルデータ化など)は，「私的使用のための複製」など著作権法上の限られた例外を除き禁じられています．大学，病院，診療所，企業などにおいて，業務上使用する目的(診療，研究活動を含む)で上記の行為を行うことは，その使用範囲が内部的であっても，私的使用には該当せず，違法です．また私的使用に該当する場合であっても，代行業者等の第三者に依頼して上記の行為を行うことは違法となります．

JCOPY 〈出版者著作権管理機構　委託出版物〉

本書の無断複製は著作権法上での例外を除き禁じられています．複製される場合は，そのつど事前に，出版者著作権管理機構(電話 03-3513-6969，FAX 03-3513-6979，info@jcopy.or.jp)の許諾を得てください．

執筆者一覧 (五十音順)

朝尾哲彦	国立がん研究センター中央病院呼吸器内科
朝倉啓介	国立がん研究センター中央病院呼吸器外科
荒井保明	国立がん研究センター理事長特任補佐
井垣　浩	国立がん研究センター中央病院放射線治療科病棟医長
板橋耕太	国立がん研究センター中央病院呼吸器内科
井手真弓	国立がん研究センター中央病院看護部
伊藤芳紀	国立がん研究センター中央病院放射線治療科医長
稲葉浩二	国立がん研究センター中央病院放射線治療科
神田慎太郎	国立がん研究センター中央病院呼吸器内科
金原史朗	国立がん研究センター中央病院呼吸器内科
栗原宏明	国立がん研究センター中央病院放射線診断科医長
後藤　悌	国立がん研究センター中央病院呼吸器内科
小林和馬	国立がん研究センター中央病院放射線治療科
先山奈緒美	国立がん研究センター中央病院薬剤部
櫻井裕幸	国立がん研究センター中央病院呼吸器外科医長
里見絵里子	国立がん研究センター中央病院緩和医療科長
清水　研	国立がん研究センター中央病院精神腫瘍科長
白石英晶	国立がん研究センター中央病院呼吸器内科
新藤　学	国立がん研究センター中央病院薬剤部
関井修平	国立がん研究センター中央病院放射線治療科
曽根美雪	国立がん研究センター中央病院放射線診断科医長
瀧田咲枝	国立がん研究センター中央病院看護部
田中　緑	国立がん研究センター中央病院呼吸器内科
土田敬明	国立がん研究センター中央病院内視鏡科医長
中川加寿夫	国立がん研究センター中央病院呼吸器外科医長

中原理佳	国立がん研究センター中央病院精神腫瘍科医長
軒原　浩	国立がん研究センター中央病院呼吸器内科外来医長
野田翔子	国立がん研究センター中央病院呼吸器内科
藤原　豊	国立がん研究センター中央病院呼吸器内科医長
堀之内秀仁	国立がん研究センター中央病院呼吸器内科医長
松元祐司	国立がん研究センター中央病院内視鏡科
宮田佳代子	国立がん研究センター中央病院相談支援室
森本千絵	国立がん研究センター中央病院呼吸器内科 （現天理よろず相談所病院呼吸器内科）
山本　昇	国立がん研究センター中央病院先端医療科長
吉田朗彦	国立がん研究センター中央病院病理科
吉田和史	国立がん研究センター中央病院呼吸器内科
吉村久美	国立がん研究センター中央病院看護部
渡辺俊一	国立がん研究センター中央病院呼吸器外科長
渡邊　翔	国立がん研究センター中央病院呼吸器内科
渡辺裕一	国立がん研究センター中央病院放射線診断科医長
渡邊麗子	国立がん研究センター中央病院病理科

序

現在，日本の肺癌罹患数は約 11 万人，死亡数は約 7.5 万人ですが，今後も高齢者の増加にともない肺癌の罹患数，死亡数はさらに増加すると予測されています．肺癌の罹患数は，胃癌，大腸癌についで第 3 位ですが，死亡数は肺癌が第 1 位であり，第 2 位の大腸癌，第 3 位の胃癌より約 2.5 万人多く，肺癌の予後はいまだに不良です．

一方で肺癌の診断，治療は大きく進歩しています．NGS などを用いた遺伝子診断，縮小手術の導入，病理分類の改訂，定位放射線治療や分子標的薬の進歩，免疫治療薬の臨床導入など大きく変化しています．高齢者肺癌の増加により様々な合併症を有する患者さんや社会的支援を必要とする患者さんも増加しています．分子標的薬や免疫治療薬の導入により，従来の抗癌剤治療にはあまり見られなかった極めて多彩な有害事象が出現するようになっています．このような肺癌患者さんに対する支援や治療を適切に行うには，各診療科の医師間での連携だけではなく，看護師，薬剤師，CRC，MSW，栄養士，理学療法士などのメディカルスタッフと協力したチーム医療がより一層重要になっています．

国立がん研究センター中央病院は，年間約 500 例の肺癌手術，約 400 例の新規内科肺癌症例の治療を行っている日本で最も肺癌症例数の多い施設の一つです．診療科としては呼吸器内科，呼吸器外科，呼吸器内視鏡科，放射線治療科，放射線診断科・IVR，病理科，臨床検査科，精神腫瘍科，緩和ケア科などが協力して肺癌患者さんの診療を行っています．本書は，国立がん研究センター中央病院の呼吸器内科，呼吸器外科，放射線治療科，呼吸器内視鏡科の責任者による編集のもと，実際に肺癌診療に関わる各科の医師と看護師，薬剤師，MSW が総力をあげて執筆した肺癌診療のマニュアルです．

この一冊に国立がん研究センター中央病院での肺癌診療のすべてが網羅されています．是非，肺癌診療に携わる全国の医師，メディカルスタッフの皆様に本書を活用していただき，よりよい肺癌診療を肺癌に苦しむ患者さんに提供していただければ幸いです．最後に，本書の刊行にあたりご尽力いただいた医学書院の関係者に深謝いたします．

2016 年 4 月

国立がん研究センター中央病院
呼吸器内科長・副院長
大江裕一郎

目次

I 疫学・予防 1

A 罹患数・罹患率 田中 緑・堀之内秀仁 1
罹患数 1 / 罹患率 1

B 死亡数・死亡率 2
死亡数 2 / 死亡率 3

C リスクファクター 白石英晶・堀之内秀仁 4
喫煙 4 / 喫煙以外 5

D 検診 6
胸部 X 線検査 7 / 低線量 CT 検査 8

E 禁煙指導 10
一般診療における対象者のスクリーニング 11 /
禁煙補助薬の種類 13 /
禁煙の動機付けを強化するための「5 つの R」 14 /
禁煙開始後の個別の問題に対する指導内容 15

II 診断 16

A 診察 土田敬明 16
問診 16 / 視診 17 / 触診 17 / 打診 17 / 聴診 17

B 画像診断 18

1 胸部 X 線 渡辺裕一 18
肺癌における胸部 X 線 18

2 CT 19
多列検出器型 CT（MDCT）19 / 高分解能 CT（HRCT）19 /
HRCT による肺結節（3 cm 以下）の評価 20 /
造影剤の同意書取得 20

3 MRI 21
基本撮像法 21 / 拡散強調画像（DWI）21 /
MRI による遠隔転移診断 21 / MRI 造影剤の副作用対策 22

4 FDG-PET 栗原宏明 23
基本事項 23 / 肺癌における FDG-PET の役割 24 /
骨シンチグラフィ 26

viii　目次

C　診断手技 ……………………………………………………………… 28

1　呼吸器内視鏡 …………………………………………… 松元祐司　28
気管支鏡　29 / 局所麻酔下胸腔鏡　32

2　経皮針生検 …………………………………… 曽根美雪・荒井保明　34
検査の目的　34 / 適応と禁忌　34 /
生検前に必要な検査と問診　35 / 誘導画像　35 / 生検針　35 /
方法　36 / 診断能　37 / 合併症とその対策　38

D　病理組織診断 ……………………………… 渡邊麗子・吉田朗彦　39
肺の浸潤癌の組織分類（WHO に準じて）　39 /
代表的な検体の種類　39 / 肺癌診療に頻用する組織染色法　40 /
腺癌の浸潤に関する分類（WHO）　40 /
優位な増殖パターンによる分類　40 /
肺癌診療で頻用される免疫染色　40 / 手術検体と小検体における，
非小細胞癌の病理診断報告用語の違い（WHO）　41 /
胸膜浸潤の定義（肺癌取扱い規約）　42 / 神経内分泌腫瘍の分類　42 /
細胞診　42 / 代表的な肺癌組織型の組織/細胞所見　44

E　病期診断 …………………………………………………… 渡辺裕一　45
TNM 病期分類：癌の進展度を評価　45 / T 因子：原発腫瘍　45 /
N 因子：所属リンパ節転移　47 / M 因子：遠隔転移　49 /
病期分類　50

III　治療　52

A　治療総論 …………………………………………………… 渡辺俊一　52

1　手術治療 ……………………………………………………………… 54
標準術式の変遷　54 /
縮小手術（区域切除および部分切除）の意義　55 / 開胸法　57

2　放射線治療 …………………………………………………… 伊藤芳紀　57
放射線治療法　57 / 放射線治療の目的　59 /
エネルギー・照射法　59 /
併用療法　60 / 有害事象　61 /
高精度放射線治療　61

3　薬物治療 ……………………………………………………… 軒原　浩　62
薬物療法　62 / 肺癌における薬物療法の目的　62 /
薬物療法の適応　64 / 肺癌で用いられる抗悪性腫瘍薬　64

B　小細胞肺癌の治療 ………………………………………… 軒原　浩　68
治療の概要　68 / 病期分類　68 / 肺神経内分泌腫瘍　69

目次 ix

1 Ⅰ期小細胞肺癌 ……………………………………………………… 69

標準治療 *69* / 外科切除 *69* / 術後補助化学療法 *70*

2 限局型小細胞肺癌 ………………………………………………… 71

標準治療 *71* / 化学療法 *72* / 胸部放射線療法 *72* /
予防的全脳照射（PCI） *73* / 高齢者 *73* / PS 不良 *74*

3 進展型小細胞肺癌 ………………………………………………… 74

標準治療 *74* / 化学療法 *74* / 予防的全脳照射（PCI） *76* /
高齢者 *77* / PS 不良 *77*

4 セカンドライン以降の治療 ……………………………………… 78

再発小細胞肺癌の分類 *78* / Sensitive relapse に対する治療 *79* /
Refractory relapse に対する治療 *80*

C 非小細胞肺癌の治療 ………………………………………………… 81

1 臨床病期Ⅰ期非小細胞肺癌 ……………………… 中川加寿夫 81

臨床病期Ⅰ期非小細胞肺癌の治療成績 *81* /
治療の際に考慮すべき臨床病期Ⅰ期肺癌の臨床病理学的特徴 *81* /
ガイドラインおよびエビデンス *82* /
日常臨床における治療方針検討の実際 *83* /
浸潤性の少ない高分化型腺癌に対する術式 *85*

2 Ⅱ期非小細胞肺癌 ………………………………………… 櫻井裕幸 86

TNM 分類（第 7 版） *86* / Ⅱ期非小細胞肺癌の治療 *87* /
Ⅱ期非小細胞肺癌の切除後成績 *88*

3 Ⅲ期非小細胞肺癌 …………………………… 関井修平・伊藤芳紀 89

切除可能Ⅲ期癌 *89* / 切除不能Ⅲ期肺癌 *90*

4 Ⅳ期非小細胞肺癌 ………………………………………………… 93

a 肺扁平上皮癌 ………………………… 白石英晶・堀之内秀仁 93

初回治療 *93* / 二次治療以降 *95* /
高齢者（75 歳以上）の治療 *95* /
維持療法 *96* / 今後の展望 *97*

b 肺非扁平上皮癌 ……………………………………………… 99

1 遺伝子変異なし ……………………… 渡邊 翔・後藤 悌 99

初回治療 *99* / PEM 維持療法 *102* /
セカンドライン以降の治療 *102* /
高齢者の治療 *104*

2 EGFR 遺伝子変異陽性 ……………… 森本千絵・神田慎太郎 105

上皮成長因子受容体（EGFR） *105* /
EGFR チロシンキナーゼ阻害薬（EGFR-TKI） *105* /
EGFR 遺伝子変異の種類と EGFR-TKI の感受性 *105* /
投与の実際 *106* /

EGFR 遺伝子変異陽性の非扁平上皮肺癌患者の一次治療　107 /
EGFR 遺伝子変異陽性肺癌患者の二次治療　109

3 ALK 遺伝子転座陽性 ……………………… 田中　緑・堀之内秀仁　111
概要　111 / 治療　111

D 術後化学療法 ……………………………………………… 山本　昇　114
目的　114 / エビデンス　114 / 対象となる年齢　115 /
実施のタイミング　115 / 治療の樹形図　115 / 治療法　116

E 脳転移・癌性髄膜炎の治療 ……………………………… 井垣　浩　117
脳転移　117 / 癌性髄膜炎　119

F 骨転移の治療 ………………………………… 小林和馬・伊藤芳紀　120
骨転移の症状　121 / 治療のタイミング　121 / 放射線治療　122 /
薬物治療　123 / 外科治療　124 /
インターベンショナル・ラディオロジー　124 /
骨転移患者の癌リハビリテーション　124

G 胸水貯留・心嚢液貯留の治療 …………………………… 朝倉啓介　125
胸水貯留　125 / 心嚢液貯留　127

IV Oncologic Emergency　131

A 発熱性好中球減少症（FN）………………… 野田翔子・後藤　悌　131
定義　131 / 診断　131 / 治療　133

B 高カルシウム血症 ………………………………………………… 135
機序　135 / 症状　135 / 治療　135

C 上大静脈症候群 …………………………………………………… 136
病因　136 / 症状・評価　137 / 治療　137

D 抗利尿ホルモン不適合分泌症候群（SIADH）…………………… 139
機序　139 / 診断　139 / 治療　140

E 気道狭窄 ………………………………………………… 松元祐司　141
分類　141 / 手技選択　141 / ステント　142 / 腫瘍減量術　142

V 緩和医療　144

A 疼痛緩和 ………………………………………………… 里見絵理子　144
緩和ケアとがん疼痛　144 / がん疼痛の評価　145 /

がん疼痛の治療　146

B　オピオイドの使い方 ……………………………………………… 148

強オピオイド　148 / オピオイドスイッチング（種類変更）　148 /
突発痛・残存痛への対処　149 / オピオイドの代表的な副作用　152 /
難治性疼痛　152

C　その他の症状 ………………………………………………………… 152

呼吸困難　152 / 倦怠感　154 / 悪心・嘔吐　155 /
終末期苦痛緩和のための鎮静　156

D　精神的・心理的サポート ………………………… 中原理佳・清水　研　157

うつ病・適応障害　157 / せん妄　159

VI　薬物療法の副作用対策　163

A　骨髄抑制 ……………………………………………… 朝尾哲彦・藤原　豊　163

白血球減少症　163 / 貧血（赤血球減少）　166 / 血小板減少症　166

B　悪心・嘔吐 …………………………………………………………… 167

C　末梢神経障害 ………………………………………… 金原史朗・藤原　豊　170

症状　171 / 予防　171 / CIPN 発症後の対応　172

D　皮疹 …………………………………………………………………… 173

症状　173 / 皮疹の管理　174 / 皮膚毒性による休止・再開　175 /
患者指導　176

VII　合併症のある肺癌　178

A　間質性肺炎 …………………………………………………………… 178

1　手術 ……………………………………………………… 朝倉啓介　178

術後急性増悪の重要性　178 / 術後急性増悪のリスク因子　178 /
IP 合併肺癌の術前評価　179 / 術後急性増悪の予防法　180 /
術後肺瘻予防の重要性　180 / 術後急性増悪の診断　180 /
術後急性増悪発症時の治療　181

2　薬物療法 ……………………………………… 森本千絵・神田慎太郎　182

間質性肺炎と肺癌　182 / 間質性肺炎合併癌の化学療法　182 /
間質性肺炎の増悪リスク　182 /
EGFR チロシンキナーゼ阻害薬　183 /
ALK チロシンキナーゼ阻害薬　183 /
初回化学療法のレジメン　184 /

二次治療 *184* / ニンテダニブ *185*

3 放射線治療 ·· 稲葉浩二・伊藤芳紀 186
放射線肺臓炎のリスク *186* /
間質性肺炎患者の肺癌に対する放射線治療 *186* / 今後の課題 *186*

B 腎障害患者の薬物治療 ······························ 吉田和史・藤原　豊 186
腎機能の測定 *187* / 減量が必要な抗癌剤 *187* /
腎機能障害時に使用できるレジメン *188*

C 肝障害患者の薬物治療 ··· 189

VIII 社会資源 191

A 医療費負担の軽減 ································· 宮田佳代子 191
高額療養費制度 *191*

B 経済的援助 ··· 193
傷病手当金 *193* / 障害年金 *194*

C 介護保険 ··· 195
対象者 *195* / 要介護（要支援）認定申請とサービスの利用の流れ *196* /
申請窓口 *196* / 利用できるサービス *196*

IX 肺癌におけるチーム医療 198

A 総論 ··· 伊藤芳紀 198
チーム医療とは *198* / チーム医療が必要な理由 *198* /
多職種チーム医療の構成メンバーとモデル *198*

B 看護師 ··· 200
1 がん看護専門看護師 ····························· 瀧田咲枝 200
2 がん化学療法看護認定看護師 ··························· 200
3 がん放射線療法看護認定看護師 ····················· 吉村久美 201
根治照射 *201* / 緩和照射 *202*

C 薬剤師 ··· 先山奈緒美 203
1 がん専門薬剤師・がん薬物療法認定薬剤師 ····················· 203
がん専門薬剤師とは *203* / がん薬物療法認定薬剤師とは *203* /
チーム医療における薬剤師の役割 *203*

目次　xiii

D CRC（臨床研究コーディネーター）⋯⋯⋯⋯⋯⋯⋯ 新藤　学　205

X　肺癌の臨床試験　207

板橋耕太・山本　昇

臨床試験とは　*207* / 臨床試験の分類　*207* / 臨床試験と規制　*207* /
臨床試験の進行　*208* / 肺癌における治療開発戦略の変化　*215* /
臨床試験の評価指標　*217* / 臨床試験における統計用語の解説　*217*

Nurse's Eye　井手真弓　*53, 67, 99, 147, 162, 193, 197*

索引　221

付録　有害事象共通用語規準　231

I 疫学・予防

A 罹患数・罹患率

1. 罹患数
- 罹患数：ある年に新たに癌と診断された数．
- 2011年の肺癌罹患数の推計値：111,858人（男性75,433人，女性36,425人），増加傾向にある．
- 年齢階級別の肺癌罹患数（2015年）は，男性では75歳以上80歳未満，女性では85歳以上で最も多い．

2. 罹患率
- 罹患率：ある集団である期間に新たに診断された癌の数を，その集団のその期間の人口で割った値．
- 癌の部位別年齢調整罹患率は図のようになり，肺癌は男性および女性ともに増加傾向にある．

■ 部位別　年齢調整罹患率（全国推計値）年次推移（男性，全年齢）

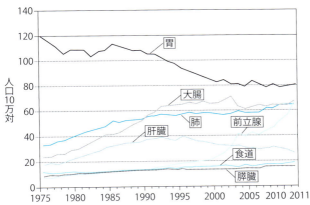

（資料：国立がん研究センターがん対策情報センター）

■ 部位別　年齢調整罹患率(全国推計値)年次推移(女性，全年齢)

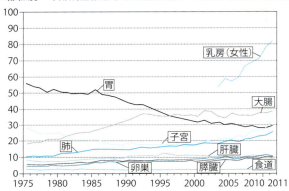

(資料：国立がん研究センターがん対策情報センター)

B 死亡数・死亡率

1. 死亡数

- 2013年の肺癌死亡数：72,734人(男性：52,054人，女性：20,680人)，男女ともに全悪性腫瘍で第1位である．

■ 部位別死亡数 2013年
　(男性，全年齢)

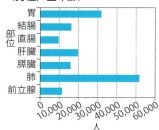

(資料：国立がん研究センターがん対策情報センター)

■ 部位別死亡数 2013年
　(女性，全年齢)

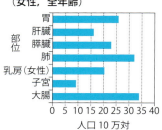

(資料：国立がん研究センターがん対策情報センター)

- 年齢階級別の死亡数：罹患数と同様で，男性では75歳以上80歳未満，女性では85歳以上で最も多い．

2. 死亡率

- 肺癌の年齢調整死亡率は，男女とも1990年以降頭打ちの傾向にある．

■部位別　年齢調整死亡率　年次推移（男性，全年齢）

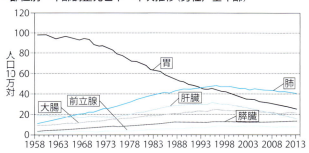

（資料：国立がん研究センターがん対策情報センター）

■部位別　年齢調整死亡率　年次推移（女性，全年齢）

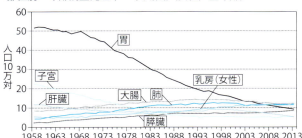

（資料：国立がん研究センターがん対策情報センター）

※年齢調整罹患率・死亡率：年齢構成の異なる集団間で比較ができるように年齢構成を調整した値．癌は高齢になるほど罹患率・死亡率ともに高くなるため，真の差を求めるために用いる．

（田中　緑・堀之内秀仁）

C リスクファクター

1. 喫煙

- 喫煙者の非喫煙者に対する肺癌発症の相対リスクは，男性で約 4.5 倍，女性で 2.8〜4.2 倍である．
- 組織型別の相対リスクは，扁平上皮癌と小細胞肺癌を合わせた検討で，男性 12.7 倍，女性 17.5 倍であるのに対し，腺癌については男性 2.8 倍，女性 2.0 倍である．
- 推定で男性では 68%，女性では 18% の患者が，喫煙が原因で肺癌が発生している．
- 喫煙指数（喫煙年数×1 日に吸う本数）が 1,200 を超える人では，非喫煙者に比べて 6.4 倍肺癌になりやすい．
- 禁煙をした人の肺癌発生率は，禁煙してから 9 年以内では，非喫煙に比べて 3 倍であるが，10〜19 年では 1.8 倍，20 年以上で非喫煙者とほぼ同じになる．

■ 禁煙による肺癌リスクの低下

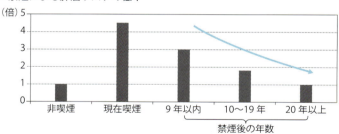

(Sobue T, et al; JPHC Study Group. Cigarette smoking and subsequent risk of lung cancer by histologic type in middle-aged Japanese men and women: the JPHC study. Int J Cancer 2002; 99 : 245-51)
(日本内科学会旧認定内科専門医会タバコ対策推進委員会制作/喫煙と健康に関するスライド案より)
欧米での報告と比較して日本人の喫煙における発癌リスクが低い理由は，たばこやフィルターの質，相関する生活習慣，たばこの発癌物質の代謝を決める遺伝子型の分布が異なることなどが考えられている．

2. 喫煙以外

- COPDは通常の2〜5倍，間質性肺炎は7〜14倍，肺癌発生率が高いと報告されている．
- 日本や英国における特発性間質性肺炎のフォローアップ研究では，4〜15％の症例に肺癌の発生が認められている．
- 肺結核の診断後2年以内の肺癌リスクは約5.0倍に増加し，その後も約1.5倍から3.3倍の肺癌リスクが持続するとの報告もある．
- 他に，職業的曝露(アスベスト，ラドン，ヒ素，クロロメチルエーテル，クロム酸，ニッケル)，大気汚染(特に粒径2.5ミクロン以下の微小浮遊粒子)，肺癌の既往歴や家族歴，年齢なども肺癌リスクを高めると報告されている．

■各リスクファクターとエビデンスレベル

科学的根拠	リスクファクター
確実	喫煙
ほぼ確実	受動喫煙，職業性アスベスト
可能性あり	肺結核
データ不十分	飲酒，肥満，運動，糖尿病，メタボ関連要因，野菜，大豆，肉，魚，穀類，牛乳・乳製品，葉酸，イソフラボン，ビタミン，カロテノイド，脂質

文献

1) 国立がん研究センターがん予防・検診研究センター　予防研究グループ. 科学的根拠に基づく発がん性・がん予防効果の評価とがん予防ガイドライン提言に関する研究 http://epi.ncc.go.jp/can_prev/
2) 日本肺癌学会, 編著. EBMの手法による肺癌診療ガイドライン2014年版. 金原出版, 2014;2-3(2015年版 https://www.haigan.gr.jp/modules/guideline/index.php?content_id=3)
3) Wakai K, et al. Tobacco smoking and lung cancer risk: an evaluation based on a systematic review of epidemiological evidence among the Japanese population. Jpn J Clin Oncol 2006;36:309-24
4) Sobue T, et al; JPHC study Group. Cigarette smoking and subsequent risk of lung cancer by histologic type in middle-aged Japanese men and women: the JPHC study. Int J Cancer 2002;99:245-51

6　I　疫学・予防

D 検診

　日本肺癌学会編　肺癌集団検診ガイドライン[1]で推奨されている
事項を以下に示す.

> **！ 推奨**
> a. 非高危険群に対する胸部X線検査,および高危険群に対する胸部X
> 線検査と喀痰細胞診併用法を用いた肺癌検診は,死亡率減少効果を
> 示す相応の証拠があるので,行うよう勧められる.ただし,二重読
> 影,比較読影などを含む標準的な方法が行われている場合に限定さ
> れる(グレードB).
> b. 低線量CTを用いた肺癌検診は,死亡率減少効果を示す証拠が不十
> 分であるので,行うよう勧めるだけの根拠が明確でない(グレード
> C).(非低線量CTは被曝の面から検診としては勧められない)

■ 実施体制別による肺癌検診の推奨レベル

検診体制	対策型(住民検診型)	任意型(人間ドック型)
基本条件	癌の死亡率を下げること目的として公共政策として行う癌検診	対策型癌検診以外のもの
対象	検診対象として特定された集団構成員の全員	特定されない
検診提供者	市区町村	特定されない
検診費用	公的資金を使用.無料または一部,少額の自己負担が設定される	全額自己負担
受診率対策	100%に近づけることが求められる	一定の方法はない
感度・特異度	特異度,および不利益の最小化が重視されることから,最も感度の高い検査法が必ずしも選ばれない	最も感度の高い検査法の選択が優先されがちであることから,特異度が重視されず,不利益を最小化することが困難である

(つづく)

D 検診　7

（つづき）

検診体制	対策型（住民検診型）	任意型（人間ドック型）
精度管理	癌登録を利用するなど追跡調査も含め，一定の基準やシステムのもとに継続的な中央管理が行われる	一定の基準やシステムはなく，検診提供者の裁量に委ねられている
胸部 X 線検査	○	○
低線量 CT	×	△

死亡減少効果を表す効果　○：ある（推奨），△：効果不明（条件付きで可），×：不十分（推奨せず）

1. 胸部 X 線検査

- 具体的には 40 歳以上の男女を対象に年 1 回の検診を推奨．
- 実施項目としては問診，肺 X 線検査，喀痰細胞診である．
- 喀痰細胞診の対象者は，50 歳以上で喫煙指数（1 日の喫煙本数×喫煙年数）が 600 以上の人，もしくは 40 歳以上で 6 か月以内に血痰のあった人．
- 2012 年の肺癌検診受診率は 43.2 ％（国民生活基礎調査より国立がん対策情報センターにて作成）．

- 米国では PLCO 研究において胸部 X 線写真による肺癌検診の死亡率減少効果に関するランダム化比較試験が行われ，検診実施による効果が乏しいとの結果であった [2]．

■PLCO 研究概要

研究期間：1993〜2001 年の間
研究対象：55〜74 歳の米国人約 154,000 人の男女（喫煙問わず）
実施内容：2 群に割り付けし，研究群では登録時と 3 回（年 1 回），計 4 回の単純 X 線撮影を行い，対照群では全く行わず，検診期間の後は，両群ともに追跡のみ行われた

- 本研究に関しては，検診を行う期間と観察期間のミスマッチや，死亡減少効果が観察期間にかかわらず一定と仮定して行われたサンプルサイズ計算の問題など，解釈に注意を要する点が存在する．
- 日本ではこれまで症例対照研究に基づく検討が行われてきた．下

8　I　疫学・予防

記の5報がそれらのうちの主な研究であり，全ての研究で検診の効果を示唆する結果が得られていること，4報は有意な値であり，バイアスを除くための解析を追加しても検診による死亡減少の傾向が示唆されている．そのため，日本においては現時点でランダム化比較試験は行われていないものの，これらの症例対照研究に基づいて癌検診のガイドラインが策定されている．

■ 胸部X線検査および高危険度群に対する喀痰細胞診併用法に関する症例対照研究

研究名	報告年	症例数	対照数	対象	結果 （オッズ比）	有意差
成毛班の研究[3]	1992	273	1,269	40〜74歳男女	0.72 （喫煙補正）	なし
金子班の研究[4]	1999	193	579	40〜74歳男女	0.535 （喫煙補正）	あり
宮城の研究[5]	2001	328	1,886	40〜79歳男女	0.54 （喫煙補正）	あり
新潟の研究[6]	2001	174	801	40〜79歳男女	0.40 （喫煙補正）	あり
岡山の研究[7]	2001	412	3,490	40〜79歳男女	0.59 （喫煙補正）	あり

2. 低線量CT検査

- 大規模なランダム化比較試験が実施されており，代表的なものがNLST（National Lung Screening Trial）[8]，NELSON（Nederlands-Leuvens Longkanker Screenings Onderzoek）trial[9]，そして日本のJECS[10]である．

■ NLST概要

登録期間：2002〜2004年の間
研究対象：55〜74歳の米国人53,454人の男女（喫煙歴30 pack-year以上）
実施内容：無作為に2群に振り分け，研究群には1年に1回，合計3回の低線量胸部CTによる肺癌検診を，対照群には同様のスケジュールで胸部X線による肺癌検診を提供した

両群ともに平均で90％以上の受診率が得られ，その後のフォローにより研究群は対照群に比べて肺癌死亡率が20％減少し，全死因死亡率が7％減少することが示された（観察期間中央値6.5年）．これらはいずれも有意な値で，癌死亡減少により研究の主要課題に対する答が得られたため，この研究は予定より1年早く中止された．

■NELSON 研究概要（試験継続中）

登録期間：2003〜2006年の間
研究対象：50〜75歳のオランダまたはベルギー人 15,882 人の男女
　　　　　（喫煙歴 30 pack-year 以上）
実施内容：無作為に2群に割り付け，研究群では初回，1年後，3年後，5.5年後に低線量 CT 検診を行い，対照群では検診を行わない

■JECS 概要（試験継続中）

登録期間：2012年〜
研究対象：50〜64歳の日本人の男女 ※目標登録数は約 35,000 人
　　　　　（非喫煙者および喫煙指数が 600 未満）
実施内容：研究期間は10年間で，CT 検診群は1年目と6年目に CT 検査が提供され，胸部 X 線群は1年目に X 線検査が提供され，それ以外の年は現行の胸部 X 線検診を受ける

■低線量 CT による肺癌スクリーニングに予想されるリスク

・不必要な検査や侵襲的な処置，費用の増大，精神的苦痛につながる偽陽性の検査結果
・診断や治療の遅れや妨げとなりうる偽陰性の検査結果
・進行が緩徐な病変の無益な検出
・追加検査実施につながる未確定の結果
・放射線被曝
・精査による身体的合併症

CT による肺癌検診の位置づけは，現在実施されている NELSON 試験，JECS 試験の結果次第といえるものの，先行して発表された NLST の結果を受け，その意義が期待されている．

文献
1) 日本肺癌学会, 編. 肺癌集団検診ガイドライン, 2011

https://www.haigan.gr.jp/uploads/photos/249.pdf

2）Oken MM, et al. Screening by chest radiograph and lung cancer mortality: the Prostate, Lung, Colorectal, and Ovarian（PLCO）randomized trial. JAMA 2011;306:1865-73

3）Sobue T, et al; The Japanese Lung-Cancer-Screening Research Group. A case-control study for evaluating lung-cancer screening in Japan. Int J Cancer 1992;50:230-7

4）Okamoto N, et al. Evaluation of a clinic-based screening program for lung cancer with a case-control design in Kanagawa, Japan. Lung Cancer 1999;25:77-85

5）Sagawa M, et al. A case-control study for evaluating the efficacy of mass screening program for lung cancer in Miyagi Prefecture, Japan. Cancer 2001;92:588-94

6）Tsukada H, et al. An evaluation of screening for lung cancer in Niigata Prefecture, Japan: a population-based case-control study. Br J Cancer 2001;85:1326-31

7）Nishii K, et al. A case-control study of lung cancer screening in Okayama Prefecture, Japan. Lung Cancer 2001;34:325-32

8）Aberle DR, et al. Reduced lung-cancer mortality with low-dose computed tomographic screening. N Engl J Med 2011;365:395-409

9）Horeweg N, et al. Detection of lung cancer through low-dose CT screening （NELSON）: a prespecified analysis of screening test performance and interval cancers. Lancet Oncol 2014;15:1342-50

10）Sagawa M, et al. A randomized controlled trial on the efficacy of thoracic CT screening for lung cancer in non-smokers and smokers of ＜30 pack-years aged 50-64 years（JECS study）: research design. Jpn J Clin Oncol 2012;42:1219-21

E 禁煙指導

・ 2006 年 2 月 15 日の中央社会保険医療協議会総会において，「ニコチン依存症管理料」が新設され，禁煙治療に対する保険適用が 2006 年度より開始となった．それに伴い，日本循環器学会，日本肺癌学会，日本癌学会，日本呼吸器学会が協同で「禁煙治療のための標準手順書」というものを作成している[1]．

E　禁煙指導　11

1. 一般診療における対象者のスクリーニング

問診・診察項目
①喫煙状況の問診
②禁煙の準備性に関する問診
③ニコチン依存症のスクリーニングテスト（TDS）の実施
④喫煙に伴う症状や身体所見の問診および診察

直ちに禁煙しようとは考えていない喫煙者
ニコチン依存症ではない喫煙者

①自由診療による禁煙治療
②簡易な禁煙アドバイス
③セルフヘルプ教材などの資料の提供

下記条件を満たす喫煙者に対して禁煙治療プログラムを提供
1）直ちに禁煙しようと考えていること
2）TDSによりニコチン依存症と診断（TDS 5点以上）されていること
3）ブリンクマン指数が200以上であること
4）禁煙治療を受けることを文書により同意していること

標準禁煙治療プログラム（保険適用）

1. 初回診察

　禁煙治療
　　①喫煙状況，禁煙の準備性，TDSによる評価結果の確認
　　②喫煙状況とニコチン摂取量の客観的評価と結果説明
　　　（呼気一酸化炭素濃度測定など）
　　③禁煙開始日の決定
　　④禁煙にあたっての問題点の把握とアドバイス
　　⑤禁煙補助薬（ニコチン製剤またはバレニクリン）の選択と説明

2. 再診　初回診察から2, 4, 8, 12週間後（計4回）

　禁煙治療
　　①喫煙（禁煙）状況や離脱症状に関する問診
　　②喫煙状況とニコチン摂取量の客観的なモニタリングと結果説明
　　　（呼気一酸化炭素濃度測定など）
　　③禁煙継続にあたっての問題点の把握とアドバイス
　　④禁煙補助薬（ニコチン製剤またはバレニクリン）の選択と説明

● 保険給付の対象は以下の4つの条件を全て満たす「ニコチン依
　存症」の患者である
　1）直ちに禁煙しようと考えている
　2）ニコチン依存症のスクリーニングテスト「Tobacco Depen-

dence Screener」（以下 TDS と呼ぶ）が 5 点以上である

3) ブリンクマン指数（1 日喫煙本数×喫煙年数）が 200 以上である

4) 禁煙治療を受けることを文書により同意している

■ ニコチン依存症のスクリーニングテスト
「Tobacco Dependence Screener（TDS）」

設問内容	はい 1 点	いいえ 0 点
問 1. 自分が吸うつもりよりも，ずっと多くタバコを吸ってしまうことがありましたか．		
問 2. 禁煙や本数を減らそうと試みて，できなかったことがありましたか．		
問 3. 禁煙したり本数を減らそうとしたときに，タバコがほしくてほしくてたまらなくなることがありましたか．		
問 4. 禁煙したり本数を減らしたときに，次のどれかがありましたか．（イライラ，神経質，落ちつかない，集中しにくい，憂鬱，頭痛，眠気，胃のむかつき，脈が遅い，手の震え，食欲または体重増加）		
問 5. 問 4 でうかがった症状を消すために，またタバコを吸い始めることがありましたか．		
問 6. 重い病気にかかったときに，タバコはよくないとわかっているのに吸うことがありましたか．		
問 7. タバコのために自分に健康問題が起きているとわかっていても，吸うことがありましたか．		
問 8. タバコのために自分に精神的問題*が起きているとわかっていても，吸うことがありましたか．		
問 9. 自分はタバコに依存していると感じることがありましたか．		
問 10. タバコが吸えないような仕事やつきあいを避けることが何度かありましたか．		
合計		

*禁煙や本数を減らしたときに出現する離脱症状（いわゆる禁断症状）ではなく，喫煙することによって神経質になったり，不安や抑うつなどの症状が出現したりしている状態．

※合計点数が 5 点以上でニコチン依存症と診断する．

E 禁煙指導 **13**

I

2. 禁煙補助薬の種類

ニコチンパッチ*	ニコチンガム	バレニクリン
・健康保険が使える. ・ニコチンを皮膚から吸収させる貼り薬. ・毎日1枚皮膚に貼り,離脱症状を抑制する. ・禁煙開始日から使用し,8週間の使用期間を目安に貼り薬のサイズが大きいものから小さいものに切り替えて使用する. ・高用量の剤形は医療用のみ.	・薬局薬店で購入する. ・口の中の粘膜からニコチンを吸収させるガム製剤. ・タバコを吸いたくなったときに,1回1個をゆっくり間を置きながら噛み,離脱症状を抑制する. ・禁煙開始日から使用し,12週間の使用期間を目安に使用個数を減らしていく.	・健康保険が使える. ・ニコチンを含まない飲み薬. ・禁煙時の離脱症状だけでなく,喫煙による満足感も抑制する. ・禁煙を開始する1週間前から飲み始め,12週間服用する.

*一般用医薬品にもニコチンパックがあるが,ここでは医療用のニコチンパッチについて説明している.

- ニコチンパッチやニコチンガムを用いると,禁煙成功率が各々約1.7倍,約1.4倍,バレニクリンを用いると禁煙時の離脱症状だけでなく,再喫煙時の満足感も抑制され禁煙率が約2.3倍高まる.

■ 禁煙補助薬の使用上の特徴

	ニコチンパッチ	ニコチンガム	バレニクリン
長所	1. 使用法が簡単(貼り薬) 2. 安定した血中濃度の維持が可能 3. 食欲抑制効果により体重増加の軽減が期待できる 4. 医療用のパッチは健康保険が適用される	1. 短時間で効果が発現 2. ニコチン摂取量の自己調節が可能 3. 口寂しさを補うことが可能 4. 食欲抑制効果により体重増加の軽減が期待できる 5. 処方箋なしで購入可能	1. 使用法が簡単(飲み薬) 2. ニコチンを含まない 3. 離脱症状だけでなく,喫煙による満足感も抑制 4. 循環器疾患患者に使いやすい 5. 健康保険が適用される

(つづく)

（つづき）

	ニコチンパッチ	ニコチンガム	バレニクリン
短所	1. 突然の喫煙欲求に対処できない 2. 汗をかく，スポーツをする人には使いにくい 3. 医師の処方箋が必要	1. 噛み方の指導が必要 2. 歯の状態や職業によっては使用しにくい場合がある	1. 突然の喫煙欲求に対処できない 2. 医師の処方箋が必要 3. 自動車の運転などの危険を伴う機械の操作に従事している人は使えない

3. 禁煙の動機付けを強化するための「5つのR」

関連性 （Relevance）	患者個人の特性（自身の病気，健康への不安，家庭での子供への影響，社会的立場，過去の経験や失敗の原因など）と関連づけた情報の提供を行いながら励ます．禁煙の意欲を起こさせる情報が，患者個人の特性と関連する場合は，その影響力が大きいものになる．
リスク （Risks）	患者が喫煙の健康影響についてどのように考えているのかを尋ね，その中から，その患者に最も関係のありそうな健康影響に焦点を当てて情報を提供する．低タールや低ニコチンまたはその他のタバコ（かぎタバコ，パイプタバコなど）を使用した場合でも，様々なリスクを排除することは不可能であることを強調する． 具体的には，喫煙による急性リスク（息切れ，喘息の悪化，妊娠への悪影響など），慢性リスク（心疾患，脳卒中，肺の悪性腫瘍，慢性閉塞性肺疾患など）および環境リスク（受動喫煙による家族のリスクなど）を念頭に置く．
報酬 （Rewards）	禁煙の効果について患者自身がどのように考えているかを尋ねるとともに，その患者に最も関係のありそうな禁煙の効果についての情報を提供する． 具体的な効果の例としては，健康（感）の回復，味覚や嗅覚の回復，経費の節約，自分自身を良く思える，部屋・車・衣類のタバコ臭や口臭の消失，禁煙を思い悩むことからの解放，子供への良い見本となる，運動能力や体力の回復，肌のしわや老化現象の緩和などがある．
障害 （Roadblocks）	患者の禁煙を妨げる要因（障害）となっているものは何かを尋ね，それを解決するための方法（問題解決型のスキルトレーニング，ニコチン代替療法などの薬物治療）について助言する．典型的な障害としては，禁断症状，失敗への恐怖，体重増加，不十分な支援体制，うつ状態，喫煙の楽しみなどである．
反復 （Repetition）	禁煙の動機付けを強化をするための働きかけは，患者の来院ごとに繰り返し行うことが重要．過去に禁煙の失敗を経験した患者には，反復の挑戦で禁煙に成功した患者が多いことを伝える．

E　禁煙指導　15

4. 禁煙開始後の個別の問題に対する指導内容

問題点	対策
禁煙後の支援不足	・フォローアップ治療または電話によるカウンセリング日程を決める ・患者に対する周囲の協力・支援について認識させる ・禁煙に関するカウンセリングまたは支援を行う専門機関についての情報を提供する
陰性な気分またはうつ状態	・深刻な場合にはカウンセリングや薬物治療を行い，専門医を紹介する
強い禁断症状の持続	・喫煙意欲や禁断症状が持続する場合は，薬物療法（ニコチン代替療法）の導入について検討し，強い禁断症状を軽減させる
体重増加	・運動を勧め，無理なダイエットは勧めない ・禁煙後の体重増加は一般的なものであり，自己制御の結果であると説明し患者を安心させる ・正しい食生活の重要性を強調する ・専門医または専用プログラムを紹介する
意欲の低下や絶望感	・通常起こるものであると説明し安心感をもたせる ・やりがいのある活動を行うことを勧める ・禁煙状態が維持されているか確認・調査を行う ・再喫煙は，たとえ一服でも喫煙欲を高めるため，禁煙が困難になることを強調する

• 厚生労働省国民健康栄養調査によると平成25年度の成人喫煙率（習慣的に喫煙している者の割合）は，19.3％である．性別にみると，男性32.2％，女性8.2％であり，男女ともに10年間で減少傾向にあるものの，「未成年の喫煙防止」「非喫煙者の保護」「喫煙の有害性の認識と禁煙治療」「禁煙を推進するための社会制度および政策」に関する対策が依然として不十分であり，今後，これらに対する取り組みを継続的にかつ積極的に行っていく必要がある．

文献
1) 日本循環器学会, 日本肺癌学会, 日本癌学会, 日本呼吸器学会, 共編. 禁煙治療のための標準手順書, 第6版
2) 日本循環器学会. 禁煙ガイドライン, 2010年改訂版

（白石英晶・堀之内秀仁）

II 診断

A 診察

1. 問診

基本的な診察のうちで，問診が最も重要である．

現病歴，既往歴，家族歴，職業歴，喫煙歴，ペット飼育歴，海外渡航歴などを聴取する．肺癌という確定診断がついていない場合，肺癌以外の疾患も想定した診察が必要である．

①現病歴

自覚症状の有無，症状の詳細・経過（「何の症状が」「いつから」「どこが」「どのように」）について聴取する．咳や喀痰（血痰）の場合は，発生時の状況やそれぞれの性状も聴取する（経過が急性か慢性か，咳と喀痰が伴って出るか，発熱・咽頭痛・鼻汁などの随伴症状はないか，誘因はないか，喀痰の色はどうかなど）．

②既往歴

悪性腫瘍の既往歴，間質性肺炎や呼吸器感染症などの呼吸器疾患，膠原病などの既往に留意する．また，肺癌は比較的高齢者に多く，併存疾患を治療中であることが少なくない．特に，抗凝固薬や抗血小板薬を服用しているかどうかは必ず確認する．

③家族歴

近親者の癌の既往，結核の既往などを聴取する．

④職業歴

アスベスト曝露，じん肺，クロム曝露などの聴取が重要である．アスベスト曝露は，本人が気付いていない場合も多いので注意する．

⑤喫煙歴

喫煙歴では，喫煙開始年齢，1日の喫煙量，喫煙中止年齢，禁煙治療の有無などを聴取する．

⑥ペット飼育歴

ペット飼育では，肺結節を呈し，末梢型肺癌との鑑別を要する肺クリプトコッカス症の可能性も念頭に入れ，鳥類についても聴取す

る．また，飼育していなくても公園や庭先でえさやりをしている場合もあり，注意を要する．

⑦海外渡航歴

ヒストプラズマ症やコクシジオイデス症などの輸入真菌症を否定するために海外渡航歴を聴取する．

2. 視診

視診所見としては，顔面・上肢の浮腫および頸部静脈怒張(上大静脈症候群)，発汗異常・眼瞼下垂(ホルネル症候群)，チアノーゼ，ばち指などの有無の確認を行う．

3. 触診

触診所見としては，頸部・鎖骨上窩・腋窩リンパ節の有無を確認する．リンパ節の触診の際には，それぞれのリンパ節の解剖学的な位置を理解したうえで，第2〜4指の腹を使って，軽く圧力をかけながら奥から手前側に滑らすように触診を行う．胸鎖乳突筋の裏側にあるリンパ節を触診するときには，胸鎖乳突筋の裏に指を入れるようにして，指の腹の部分で触知する．鎖骨上窩リンパ節を触診する場合は，鎖骨の内側端の直上から鎖骨の裏側に指の腹を差し入れるようにして，徐々に外側に向かって触診していく．このとき，患者に息ごらえをしてもらうと触診がしやすくなる．リンパ節を触知した際には，その位置，大きさ，硬さ，可動性，圧痛の有無などに留意する．

4. 打診

打診では，解剖学的な臓器の位置を念頭に入れ，呼吸位相を考慮しながら音の変化を聴取する．濁音を呈する領域の分布から，無気肺や胸水の存在を推定する．胸水の場合は，打診によりその大まかな量を推定することも可能である．

5. 聴診

聴診所見として，喘鳴，湿性ラ音，捻髪音，胸膜摩擦音などの副雑音の有無に注意する．喘鳴においては，気管や主気管支の狭窄では主として吸気時に聴取される連続性ラ音(strider)が聴取されるの

で他の副雑音との鑑別が重要である.

聴診は初診の際の診察時も重要であるが,治療後の経過を診る際にも重要である.聴診を正しく行うことで,治療後の有害事象(特に肺障害や心不全)をそのグレードが低いうちにいち早く発見することもできる.

(土田敬明)

B 画像診断

1 胸部X線(chest X-ray)

1. 肺癌における胸部X線

1)シルエットサイン陽性

• 水濃度構造と水濃度構造が隣接し,水濃度構造の辺縁(＝シルエット)が消失する状態.およその局在診断が可能.

大動脈のシルエットが消失	―	左肺の背側 　頭側(大動脈弓):S1+2 　足側(下行大動脈):S6・S10
心臓のシルエットが消失	右肺の腹側(下肺野) S5	左肺の腹側(下肺野) 　頭側:S4 　足側:S5
横隔膜のシルエットが消失	右肺の足側 S8	左肺の足側 S8

2)肺葉性無気肺

	肺の容積減少⇒偏位	肺の含気減少(または消失)⇒シルエットサイン陽性
右上葉	横隔膜挙上,minor fissure 挙上 (Golden S sign)(図)	上大静脈のシルエットサイン陽性
右中葉	minor fissure 下降	心臓右縁のシルエットサイン陽性
右下葉	major fissure が後方内側へ偏位	横隔膜のシルエットサイン陽性
左上葉	横隔膜挙上,左上葉が前胸壁側へ偏位	大動脈弓のシルエットサイン陽性
左下葉	major fissure が後方内側へ偏位	下行大動脈・横隔膜のシルエットサイン陽性

■肺葉性無気肺：右上葉

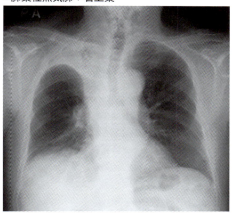

2 CT（computed tomography）

1. 多列検出器型 CT（MDCT）

- 検出器を多列化することで，1 回転で複数枚の画像が得られる CT．1 回の呼吸停止で広範囲の撮像，薄いスライス収集による任意断面での再構成画像（MPR）作成が可能．

　　MDCT : multi detector-row computed tomography
　　MPR : multi planar reconstruction

2. 高分解能 CT（HRCT）

- 通常スライス厚で肺結節を認めたら，空間分解能を向上させた HRCT（①片肺ごとの FOV，② 1〜2 mm の薄いスライス厚，③肺野病変に高周波強調関数）を追加再構成する．

　　HRCT : high-resolution computed tomography
　　FOV : field of view

3. HRCT による肺結節（3 cm 以下）の評価

すりガラス状結節	subsolid nodule	GGN, pure GGN, nonsolid nodule	図 A
部分充実結節		part-solid nodule, part-solid GGN, semisolid nodule, mixed GGO	図 B
充実結節	solid nodule	pure solid nodule	図 C

GGN：ground glass nodule, GGO：ground glass opacity

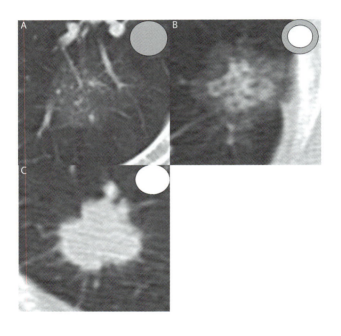

4. 造影剤の同意書取得

- 造影剤過敏症・喘息・アレルギー・低腎機能など危険因子を慎重に問診し，患者に十分な説明のうえで同意書を取得する．

3 MRI（magnetic resonance imaging）

1. 基本撮像法

シーケンス	液体		TR, TE
T1 強調画像	低信号	液体が高信号：血腫，脂肪，高蛋白濃度，メラニン	短い
T2 強調画像	高信号	液体が低信号：血腫，筋肉，線維，骨，ヘモジデリン	長い
FLAIR 画像	低信号	液体信号を抑制した T2 強調画像	長い
造影 T1 強調画像	低信号	造影増強効果：多血性腫瘍や BBB 破綻，など 造影剤（ガドリニウム製剤，EOB，など）を静注	短い

TR : time of repetition, TE : time of echo, FLAIR : fluid attenuated inversion recovery,
EOB : ethoxybenzyl, BBB : blood brain barrier

2. 拡散強調画像（DWI）：液体の拡散現象（Brown 現象）の程度を画像化

液体（水分子）の拡散が制限される場合	DWI で高信号，ADC map で低信号
細胞性浮腫	超急性期脳梗塞，急性期脳梗塞
細胞密度が高い腫瘍	悪性腫瘍（悪性リンパ腫，など）
粘稠度が高い液体を含む	膿瘍，血腫，嚢胞

DWI : diffusion weighted image, ADC : apparent diffusion coefficient

3. MRI による遠隔転移診断

1）脳実質内転移：大脳半球の皮髄境界に好発，しばしば多発

造影 T1 強調画像	類円形腫瘍にリング状増強効果（鑑別疾患：多形膠芽腫，脳膿瘍，など） 境界明瞭，辺縁不整，腫瘍内部に造影されない中心性壊死 造影 MRI は CT に比べ検出能が高い
FLAIR 画像	腫瘍周囲白質に高信号を呈する随伴性浮腫

2）癌性髄膜炎：軟髄膜転移

造影 T1 強調画像	びまん性・播種性，脳溝・脳表・髄膜に沿う，結節状・線状増強効果
非造影画像	検出が難しいことが多い

3）骨転移（転移性脊椎腫瘍）

	病的骨折（骨転移）	良性骨折（骨粗鬆症）
信号パターン	T1WI 低信号，T2WI 様々 脂肪抑制造影 T1WI で増強 効果	急性期：出血・浮腫あ り，転移と類似 慢性期：正常椎体と同様 の骨髄信号
圧潰	椎体全体	椎体前方 2/3
後方要素（椎弓根，椎弓 板，棘突起）の変化	椎体からの浸潤による椎弓 根 破 壊（pedicle sign），後 方要素の膨張	―
posterior convex cortex	椎体後縁が脊柱管内へ突出	―
傍脊椎部腫瘤の形成	あり	―

4）副腎転移

- 副腎転移：細胞内に脂肪が存在しない．
- 副腎腺腫：細胞内に豊富な脂肪が存在．

	chemical shift imaging T1 強調画像
副腎腺腫：水と脂肪が混在の 場合	in-phase と比較して，out-of-phase（opposed- phase）で信号低下

4. MRI 造影剤の副作用対策

- ガドリニウム造影剤では，特に腎性全身性線維症（NSF）を考慮して，eGFR 30 mL/min/1.73 m^2 未満の慢性腎不全患者への投与を避ける．

  NSF : nephrogenic systemic fibrosis

（渡辺裕一）

4 FDG-PET（PET/CT）

1. 基本事項

FDG-PET画像は糖代謝を反映するので腫瘍だけでなく生理的あるいは様々な刺激に影響され画像が変化する（図A：正常，B：食後・高血糖，C：運動）．

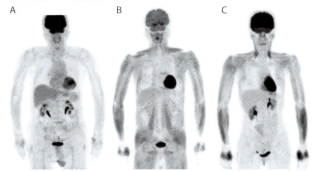

画像に影響する主な因子	集積を規定する主な因子
・食事・血糖値 ・インスリン ・服薬 ・前日からの運動 ・検査時の体動	・細胞密度 ・活動性 　（増殖速度，悪性度，など） ・分化度

1）検査の注意点

	注意点
検査前	4時間前からの絶食指示．飲水可，糖分は不可．前日から運動を避ける
糖尿病の場合	6時間前からの絶食．服用薬の確認（PET画像に影響を与えるものが多い）
検査時血糖	150 mg/dLを超えないこと．200 mg/dL以上では再撮影となることが多い
読影時	胃内容物で絶食の確認．注射後安静待機時間の確認．生理的集積の確認 1 cm以下の病変はpartial volume effectにより集積は過小評価される

2）生理的集積を知る

脳	最も糖代謝の盛んな臓器．視覚野，聴覚野の集積が変化
心臓	ブドウ糖，脂肪酸が関与する．4〜6時間の絶食では集積にバラツキ
縦隔（血液），肝	集積のバラツキが少なく，評価の指標とされることが多い
泌尿器	尿路はFDGの排泄経路であり高集積
消化管	腸管壁に沿った集積は生理的，結節状・腫瘤状の集積は異常の場合が多い
子宮・卵巣	月経期は子宮内膜に，排卵期は子宮内膜と片側の卵巣に高集積あり
リンパ節	頸部・縦隔・肺門リンパ節や扁桃には反応性集積が多い（特に両側性）
その他	寒冷時には褐色脂肪に集積．G-CSF投与後は骨髄に高集積

3）異常集積の判定

　SUVmax 2.5以上を異常集積と判定することもあるが，SUVmaxはPET機種や撮像条件など多くの因子で変動する．縦隔（SUVmax 2.0〜2.5）や肝（SUVmax 2.5〜3.0）の集積を指標として評価する疾患もある（例：悪性リンパ腫）．

2. 肺癌における FDG-PET の役割

1）良悪性鑑別診断

　当初は感度80〜96%，特異度75〜95%と報告されていた．最近は見直され，NSCLCでは感度82%，特異度31%との報告もある．特異度低下の原因を以下に挙げる．特に活動性炎症と腫瘍の鑑別は困難．

- false positive：炎症，肉芽腫（結核，サルコイドーシス），肺門リンパ節の反応性集積．
- false negative：高分化型肺腺癌，BAC，粘液産生性腫瘍，1 cm未満の小病変，など．

2）病期診断

T 診断	小病変の評価，大きさの精確な評価や，胸膜への浸潤など，CT に及ばない．PET/CT の CT 画像は吸気時の CT ではないことに注意．横隔膜付近では呼吸運動により CT での腫瘤の位置と PET の集積位置がずれることがある．感度 61～93%，特異度 67～94%，精度 91～92%.
N 診断	PET によるリンパ節転移の診断は CT，EUS より高いが，EUS＋FNA には及ばない．肺気腫や喫煙者では肺門リンパ節に反応性集積を示すこNとN1 との鑑別が困難な場合がある．PET による N2～3 の診断能：感度 89～95%，特異度 77～97%，精度 76～96%.
M 診断	副腎や骨への転移検出に有用だが，肝転移の検出には造影 CT や US が有用．脳への生理的高集積のため，脳転移の検出には適当でない．PET によって予期しない遠隔転移巣や重複癌が検出されることもある（5～29%）.

3）病変の活動性評価

同一患者の時期の異なる FDG-PET 画像を比較する際には比較する画像セットの縦隔や肝の集積が同程度であることを確認しておく．

肺癌においては FDG-PET による治療効果判定は保険診療として認められていないが，FDG-PET は糖代謝を反映することから病変の活動性を評価しうる．

判定基準として，固形癌では EORTC 基準や PERCIST があり，治療効果判定が保険診療として認められている悪性リンパ腫では病変の集積を score 化して評価する Lugano 分類がある（詳細は文献4～6 を参照）.

CMR	disappearance of all FDG-avid lesions
PMR	significant reduction in SUV in tumors
SMD	no visible change in metabolic activity of tumors
PMD	unequivocal progression of FDG-avid lesions or new FDG-avid lesion

CMR : complete metabolic response, PMR : partial metabolic response, SMD : stable metabolic disease,　PMD : progressive metabolic disease

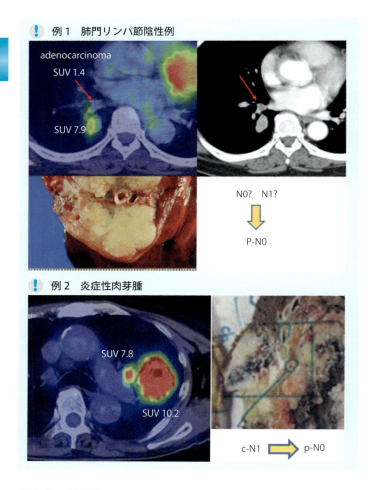

3. 骨シンチグラフィ

　感度は高いが(感度90％)，変性や外傷，炎症などにも集積するため特異度は低い(特異度60％)．骨以外の病変を評価できないが，頭頂からつま先までの骨を一度に調べることができる．集積のパターンや分布から病変を評価する．

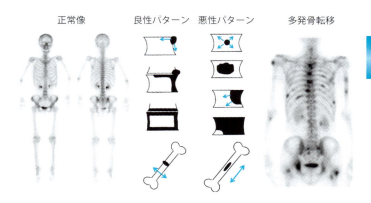

　骨シンチの異常集積評価は専門性が高く，解析プログラムによる数値化を取り入れている施設もある．

文献
1) FDG PET・PET/CT 診療ガイドライン 2012. 日本核医学会. 平成 24 年 9 月
2) Grogan EL, et al. Accuracy of FDG-PET to diagnose lung cancer in the ACOSOG Z4031 trial. 2012 ASCO Annual Meeting. Abstract 7008
3) Schrevens L, et al. The Role of PET Scan in Diagnosis, Staging, and Management of Non-Small Cell Lung Cancer. The Oncologist 2004;9:633-43
4) Young H, et al. Measurement of clinical and subclinical tumour response using [18F]-fluorodeoxyglucose and positron emission tomography: review and 1999 EORTC recommendations. Eur J Cancer 1999;35:1773-82
5) Wahl RL, et al. From RECIST to PERCIST: evolving considerations for PET response criteria in solid tumors. J Nucl Med 2009;50:122S-50S
6) Barrington SF, et al. Role of Imaging in the Staging and Response Assessment of Lymphoma: Consensus of the International Conference on Malignant Lymphomas Imaging Working Group. J Clin Oncol 2014;32:3048-58

〈栗原宏明〉

C 診断手技

1 呼吸器内視鏡

1) 適応

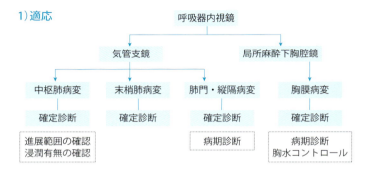

- 気管支鏡で病変を直視可能な場合（中枢肺病変），直視下の検体採取が最も診断精度が高く，優先する．
- 肺門・縦隔リンパ節の腫大を伴う場合，endobronchial ultrasound-guided transbronchial needle aspiration(EBUS-TBNA)が，直視下に次ぎ診断精度が高い[1]．
- 末梢肺病変の場合，診断精度は上記に劣るが，radial endobronchial ultrasound(R-EBUS)や仮想気管支鏡を併用することで向上する[1]．
- 気管支鏡では検体採取が困難で胸膜病変を伴う，または胸水コントロールが必要な場合，局所麻酔下胸腔鏡は良い適応である．

2) 抗血小板剤・抗凝固剤
- アスピリンを単独で使用している場合は，出血の頻度や量を増加させないと報告されており，休薬せずに施行可能である．
- その他の抗血小板剤・抗凝固剤を使用し観血的処置を予定する場合は，休薬が望ましい．
- ただし血栓症・塞栓症による重篤な転帰をとることがあるため，休薬が困難な症例では，ヘパリン化などを検討する．

3）前投薬

- ・麻薬（ペチジン塩酸塩，フェンタニルなど）
- ・鎮静剤（ミダゾラム，ジアゼパム，プロポフォールなど）

- 麻薬＋鎮静剤投与による適度な鎮静が望ましい．特にベンゾジアゼピン系薬剤を用いると，前向性健忘作用により，検査による苦痛を取り除きやすい．
- 硫酸アトロピンに関しては，有用性に対する否定的な報告が多いため，現在は推奨されていない．

4）合併症

- ・出血・喀血
- ・肺炎
- ・呼吸不全
- ・気胸
- ・縦隔炎（EBUS-TBNA）
- ・気管支喘息
- ・発熱
- ・リドカイン中毒
- ・心血管系障害

- 致死的な合併症が約 0.01％に報告されているが，多くが大量出血例であり，出血リスクの把握や止血処置が重要である．

1. 気管支鏡

1）中枢肺病変

①肉眼所見

内腔	□狭窄・閉塞（狭窄の程度 [ ]%)		□拡張
狭窄タイプ	□隆起性病変（□粘膜肥厚型	□結節型	□ポリープ型)
	□浮腫状	□瘢痕様	□軟化症様	□壁外圧排
分岐角	□開大・鈍化		
縦走襞	□不明瞭化	□消失・途絶	□肥厚平低	□肥厚増高
表面の変化	□凹凸・不整	□顆粒状	□白斑	□白苔・壊死
	□びらん	□潰瘍	□穿孔	
表面の色調	□発赤調	□蒼白色調	□黒色調	□光沢の消失
血管	□増生	□怒張	□点状出血	
分泌物	□漿液性	□粘稠性	□膿性	□血性

国立がん研究センター中央病院で用いている所見分類表を示す．悪性腫瘍では不整で血管新生を伴う変化を示し，良性病変では平滑な変化を示すことが多い．

② Narrow band imaging（NBI）

- ヘモグロビンに吸収されやすい2つの波長の光を照射すること

で，粘膜表層の毛細血管や粘膜微細模様を強調表示し，悪性腫瘍に生じる異常血管を早期に捉えることが可能である．

③ Autofluorescence imaging（AFI）
- 正常気管支粘膜は自家蛍光を発しており，青色光を照射することで緑色を呈する．悪性腫瘍では自家蛍光が減弱しており，マゼンタ色を呈する．これを利用し，腫瘍による早期の変化や進展範囲をみることが可能である．

2）末梢肺病変
① X線透視
- 体外から病変とデバイスとの位置関係を確認できる．
- 頭尾左右方向の確認は容易であるが，胸背方向の確認は困難な場合が多く注意を要する．

② R-EBUS
- 体内から病変とデバイスとの位置関係を3次元的に確認できる．

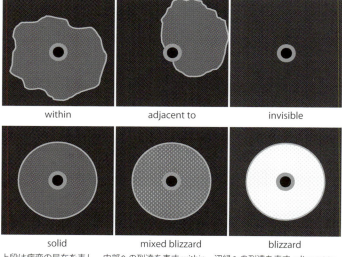

上段は病変の局在を表し，内部への到達を表す within，辺縁への到達を表す adjacent to，未到達を表す invisible の順で，診断精度は高い[2]．
下段は病変の性状を表し，充実成分は solid pattern，すりガラス成分は blizzard pattern，混在する場合（part-solid GGN など）は mixed blizzard pattern を示す[3]．

C 診断手技 31

③仮想気管支鏡

- 本邦では virtual bronchoscopic navigation(VBN)として，Bf-NAVI®，DirectPath®，LungPoint®の 3 機種が使用可能である.
- 画像処理ワークステーション（Ziostation®など）を用いることで，VBN に代用することも可能である[4]．

④検査のポイント

- 仮想気管支鏡を併用し気管支鏡検査前に関与気管支を把握する.
- X 線透視や R-EBUS を併用し病変に到達したかを確認する.
- bronchus sign 陰性や R-EBUS で adjacent to の症例では，太径の鉗子や針穿刺を併用し[5]，病変内部から検体を採取する.
- 上記の 3 つの段階をそれぞれ高めることで，診断精度が向上する.

3）肺門・縦隔病変

①性状評価

短径	形状	境界	エコー輝度	リンパ節門構造	凝固壊死
≦1 cm	卵円形	不明瞭	均一	あり	なし
>1 cm	類円形	明瞭	不均一	なし	あり

〔Fujiwara T, et al. The utility of sonographic features during endobronchial ultrasound-guided transbronchial needle aspiration for lymph node staging in patients with lung cancer : a standard endobronchial ultrasound image classification system. Chest 2010 ; 138 : 641-7 より改変して引用〕

B モードで病変内部の性状を確認し，良悪性の判別を行う.

上の「性状評価」の図の下段（特に類円形，境界明瞭，凝固壊死あり）は，悪性をより示唆する所見と報告されている.

②血流評価

減弱した血流　リンパ節門に向かう直線状の血流　点状・棒状の血流　屈曲・蛇行した血流　病変内に流入する気管支動脈(BA inflow sign)

(Nakajima T, et al. Vascular image patterns of lymph nodes for the prediction of metastatic disease during EBUS-TBNA for mediastinal staging of lung cancer. J Thorac Oncol 2012；7：1009-14 より改変して引用)

ドップラーで病変内部および周囲の血流を確認し，良悪性の判別の一助とする．
上図の左2つは良性を，右3つは悪性をより示唆する所見と報告されている．

③検査のポイント

- 原発巣と推測される病変からのリンパ流に沿って，N1 → N2 → N3 の順に観察する．
- 悪性が疑われるまたは悪性の否定が必要な病変のうち，N3 → N2 → N1 の順に穿刺する．
- 壊死性変化や囊胞が疑われる部分からの穿刺はなるべく避け，血流が比較的保たれている部位からの穿刺を心がける．

2. 局所麻酔下胸腔鏡

1) 概要

- 患側を上にした側臥位とし，通常第5〜7肋間の中腋窩線上よりアプローチする．
- セミフレキシブルトロッカーを留置し，セミフレキシブル胸腔鏡で手技を行う．
- 直視下に検体採取が行えるため，安全で診断精度も高い[8]．

2) 前投薬

- ペンタゾシン，ブプレノルフィン
- ヒドロキシジン塩酸塩
- アトロピン硫酸塩水和物

- 胸腔穿刺により患側肺が虚脱するため，自発呼吸を維持した鎮静が必要である．

- 胸腔鏡では，迷走神経反射予防のためアトロピン硫酸塩水和物を投与する．

3）所見

胸水性状	□血性		□膿性		□乳糜性		□漿液性	
胸水量	[		] mL					
隆起性病変	局在	□肺尖部		□前壁		□側胸壁		
		□後壁		□横隔膜		□臓側		
	形態	□顆粒		□結節		□ポリープ状		□腫瘤
	分布	□散在		□癒合		□孤立		
	色調	□滑沢		□赤色		□白色		□壊死性
胸膜肥厚	程度	□高度		□中等度		□軽度		
	分布	□びまん性		□斑状		□限局性		
	性状	□平滑		□波状		□陥凹		
	色調	□赤色		□白色		□石灰化		
フィブリン	□あり	□なし	胸膜癒着			□あり		□なし
血管増生	□あり	□なし	易出血			□あり		□なし

国立がん研究センター中央病院で用いている所見分類表を示す．
白色光で隆起性病変の分布が不明瞭な場合は，NBI を併用すると判別しやすくなる．

4）検査のポイント

- アプローチする部位に癒着がないか，超音波で十分確認する．
- 肺を傷つけないよう注意しながら胸水を十分量吸引し，全周性に病変を観察する．
- 臓側胸膜および横隔膜からの生検は避ける．

> ❗ **最新の進歩**
> 分子標的治療薬の進歩に伴い，治療前の確定診断に加え，治療後の耐性機序の解明や 2 次治療薬の選択を目的とした re-biopsy の重要性が増している．
> 特に最近では免疫療法の効果が注目されているが，腫瘍部と背景の非腫瘍部における抗体の発現性の違いを判定するため[9]，良質で十分量の検体を採取する必要性がある．

文献

1) Rivera MP, et al. Establishing the diagnosis of lung cancer: Diagnosis and management of lung cancer, 3rd ed: American College of Chest Physicians evidence-based clinical practice guidelines. Chest 2013;143:e142S-65S

2) Yamada N, et al. Factors related to diagnostic yield of transbronchial biopsy using endobronchial ultrasonography with a guide sheath in small peripheral pulmonary lesions. Chest 2007;132:603-8

3) Izumo T, et al. Radial endobronchial ultrasound images for ground-glass opacity pulmonary lesions. Eur Respir J 2015;45:1661-8

4) Matsumoto Y, et al. Diagnostic utility of endobronchial ultrasound with a guide sheath under the computed tomography workstation(ziostation)for small peripheral pulmonary lesions. Clin Respir J 2015 June 15 [Epub ahead of print]

5) Takai M, et al. Transbronchial needle aspiration through a guide sheath with endobronchial ultrasonography(GS-TBNA)for peripheral pulmonary lesions. Ann Thorac Cardiovasc Surg 2014;20:19-25

6) Fujiwara T, et al. The utility of sonographic features during endobronchial ultrasound-guided transbronchial needle aspiration for lymph node staging in patients with lung cancer: a standard endobronchial ultrasound image classification system. Chest 2010;138:641-7

7) Nakajima T, et al. Vascular image patterns of lymph nodes for the prediction of metastatic disease during EBUS-TBNA for mediastinal staging of lung cancer. J Thorac Oncol 2012;7:1009-14

8) Roberts ME, et al. Increased myoepithelial cells of bronchial submucosal glands in fatal asthma. Thorax 2010;65:32-40

9) Kerr KM, et al. Increased myoepithelial cells of bronchial submucosal glands in fatal asthma. J Thorac Oncol 2015;10:985-9

（松元祐司）

2 経皮針生検

1. 検査の目的

- 良悪性および組織型の診断，原発か転移かの判定，遺伝子変異の分子診断．

2. 適応と禁忌

①適応

- 気管支鏡での診断が困難な肺結節．
- 縦隔腫瘤．

C 診断手技　35

②禁忌

- 補正困難な出血傾向.
- 肺動静脈瘻などの血管異常.
- 高度の肺気腫（相対的禁忌）.

3. 生検前に必要な検査と問診

①胸部CT（可能であれば造影）.
②血液検査：血小板，凝固能，血液型，感染症など.
③問診：抗凝固剤，抗血小板剤内服，アレルギー歴，合併疾患など.

4. 誘導画像

① CT：病変への針の到達を客観的に評価し記録でき，穿刺経路上の重要臓器の確認が容易．CT透視を用いるとほぼリアルタイムに穿刺できるが，頭尾側方向の追尾には弱い.
② X線透視：リアルタイムに針を確認でき頭尾方向の調整が容易．穿刺経路の臓器につき，術前CTでの検討が必要.
③超音波：リアルタイムに針の穿刺経路を確認できるが，超音波で描出可能な部位に限定される.

5. 生検針

①吸引針：20〜22 G．外筒にシリンジをつけて吸引する.
②コア針：16〜20 G．内針に組織が入る切れ込みがあり，内針に続いて外針を進めることで，棒状の組織を採取できる．内針と外針を進める機序により，マニュアル針，外針をバネで進めるセミオート針，内針，外針ともにバネを用いて進めるフルオート針に分類される.
③コアキシャル針：コアキシャル法で用いる．病変の表面まで進め，外筒を通して吸引針，コア針を刺入し生検することで，皮膚から腫瘍への穿刺を最小限にとどめ，生検後の出血の有無の確認と止血操作も可能となる.

■ **生検針**

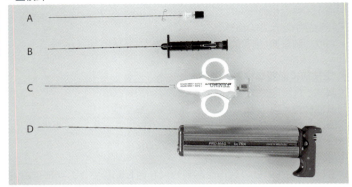

A：吸引生検針（22 G Wescott針），B：コア針：マニュアル針（18 G ウロカット針），C：コア針：セミオート針（18 G Temno針），D：コア針：フルオート針（18 G Pro-Magシステム）

6. 方法

　CTガイド下にコア針で生検を施行する場合の手順を示す．
①病変の位置に応じて体位を決定する．撮影，穿刺時に，呼吸を同じ程度に行うよう患者に説明し，モニター類を装着する．
②体表にマーカー（市販品またはカテーテルなどで作製）を貼付してCTを撮影し，皮膚穿刺点と穿刺経路を決定する．
③消毒，ドレーピング．
④局所麻酔．胸膜まで十分に麻酔するが，局所麻酔針で気胸を起こさないよう注意する．
⑤穿刺部の皮膚にメスで小切開を加え，生検針を刺入する．
⑥病変表面まで針先を進めたら生検を行い，CTで病変に針が刺入されていることを確認する．
⑦針を抜去し，速やかに10〜20％ホルマリン液に入れて固定する．細胞診検体は，スライドグラス塗抹ないしは洗浄液として提出する．検体の量，CT画像での病変と針の関係を見て，生検回数を決める．
⑧合併症の有無を確認するため，CTを撮像する．

■コア針による生検の機序

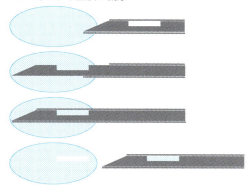

■肺腫瘤のCTガイド下生検

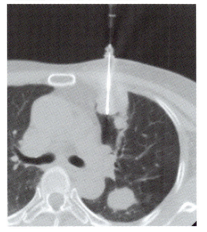

7. 診断能

　肺癌の経皮的生検の感度は75～95％，特異度は90～100％と報告されているが，病変のサイズにより異なり，1.5 cm未満では有意に正診率が低下する．なお，分子診断に必要な検体量は，20 G

針の場合，2 cm 長で 2 本以上とされている．

8. 合併症とその対策

①気胸：軽度のものを含めると 12〜45％であるが，持続脱気を要する頻度は 0.2〜2％である．コアキシャル針からの自己血凝血塊注入が有用とする報告がある．胸膜の癒着が強い症例は一般に気胸が生じにくいが，反面，気胸が生じた場合に臓側胸膜と壁側胸膜の間に存在する動脈が断裂し，緊急手術を要したという症例報告もあり，注意を要する．

②出血：治療を要する喀血や血胸の頻度は，0.06〜0.5％である．高度の場合，血管塞栓術，外科治療を考慮する．

③播種：頻度は 0〜0.06％ときわめて稀である．コアキシャル針の使用が予防に有用とされる．

④空気塞栓：0.06〜0.4％と稀であるが，脳梗塞や心筋虚血といった重篤な合併症が続発する可能性がある．検査時間の短縮，コアキシャル針の外筒を開放にしない，などの予防策をとる．発症した場合は，高圧酸素療法を考慮する．

文献

1) 日本肺癌学会, 編. EBM の手法による肺癌診療ガイドライン 2015 年
  https://www.haigan.gr.jp/modules/guideline/index.php?content_id=3
2) Tomiyama N, et al. CT-guided needle biopsy of lung lesions: a survey of severe complication based on 9783 biopsies in Japan. Eur J Radiol 2006;59:60-4
3) Gupta S, et al. Quality improvement guidelines for percutaneous needle biopsy. J Vasc Interv Radiol 2010;21:969-75
4) Solomon SB, et al. Core needle biopsy specimens: adequacy for EGFR and KRAS mutational analysis. AJR 2010;194:266-9
5) Ishii H, et al. Risk factors for systemic air embolism as a complication of percutaneous CT-guided lung biopsy: multicenter case-control study. Cardiovasc Intervent Radiol 2014;37:1312-20

（曽根美雪・荒井保明）

D 病理組織診断 39

D 病理組織診断

1. 肺の浸潤癌の組織分類（WHO に準じて）

腺癌 ── 通常型 ── 優位な組織型による分類
　　　　 特殊型 ── 浸潤性粘液性腺癌（純型，混合型）
　　　　　　　　 ── 膠様腺癌
　　　　　　　　 ── 胎児型腺癌
　　　　　　　　 ── 腸型腺癌
扁平上皮癌 ── 角化型
　　　　　　 ── 非角化型
　　　　　　 ── 類基底
腺扁平上皮癌
大細胞癌
神経内分泌腫瘍 ── 小細胞癌
　　　　　　　　 ── 大細胞神経内分泌癌
　　　　　　　　 ── 定型的カルチノイド
　　　　　　　　 ── 非定型的カルチノイド
肉腫様癌 ── 多形癌
　　　　　 ── 紡錘形細胞癌
　　　　　 ── 巨細胞癌
　　　　　 ── 癌肉腫
　　　　　 ── 肺芽腫
その他の癌 ── リンパ上皮腫様癌
　　　　　　 ── NUT 癌
唾液腺型癌 ── 粘表皮癌
　　　　　　 ── 腺様嚢胞癌
　　　　　　 ── 上皮筋上皮癌

2. 代表的な検体の種類

・手術検体
・気管支鏡的生検検体
・経皮的針生検検体
・リンパ節穿刺ないし生検検体
・細胞診検体（後述）

3. 肺癌診療に頻用する組織染色法

- ・ヘマトキシリン・エオジン(H&E)染色
- ・弾性線維染色(Elastica van Gieson 染色など)：肺胞構築の破壊，胸膜浸潤，血管侵襲の評価に使用
- ・粘液染色(mucicarmine 染色，Alcian blue 染色，Periodic acid-Schiff 染色など)

4. 腺癌の浸潤に関する分類(WHO)

- ・上皮内腺癌(adenocarcinoma *in situ*)—3 cm 以下，全体が肺胞上皮置換性増殖のみからなる，リンパ管侵襲なし，血管侵襲なし，胸膜浸潤なし，壊死なし，気腔内進展なし
- ・微少浸潤腺癌(minimally invasive adenocarcinoma)—3 cm 以下，置換性増殖優位，浸潤サイズが 5 mm 以下，リンパ管侵襲なし，血管侵襲なし，胸膜浸潤なし，壊死なし，気腔内進展なし
- ・一般的な浸潤性腺癌—上記以外の腺癌

5. 優位な増殖パターンによる分類

　通常型浸潤性腺癌は最も優位な増殖パターンによって分類し，優位な増殖パターンは予後と相関する．

- ・(予後良好)肺胞上皮置換性＞腺房状や乳頭状＞微小乳頭状や充実性(予後不良)．

■腺癌の増殖パターン

- ・肺胞上皮置換性
- ・微小乳頭状
- ・腺房状
- ・充実性
- ・乳頭状

6. 肺癌診療で頻用される免疫染色

TTF-1	腺癌マーカー
Napsin A	腺癌マーカー
p63	扁平上皮癌マーカー
p40	扁平上皮癌マーカー
synaptophysin	神経内分泌マーカー
chromogranin A	神経内分泌マーカー

(つづく)

D 病理組織診断 **41**

（つづき）

CD56（NCAM）	神経内分泌マーカー

- 左のマーカーは右の組織型に特徴的であるが，必ずしも特異的とは限らない．例えば神経内分泌マーカーは非神経内分泌腫瘍にも発現しえ，TTF-1 は神経内分泌腫瘍にも発現しうる．

7. 手術検体と小検体における，非小細胞癌の病理診断報告用語の違い（WHO）

1）手術検体での用語法

- 腺癌（腺腔形成や乳頭・微小乳頭構造等が明らか，または粘液染色にて有意な粘液あり，または形態的には分化方向不明だが TTF-1 など腺癌のマーカーが免疫染色で陽性）
- 扁平上皮癌（角化や細胞間橋が明らか，または形態的には分化方向不明だが p40 など扁平上皮癌のマーカーが免疫染色で陽性）
- 大細胞癌（形態的には分化方向不明であり，TTF-1 や p40 など腺癌や扁平上皮癌のマーカーが免疫染色で陰性）

2）細胞診や生検など小さな検体での用語法

- 腺癌（腺腔形成や乳頭・微小乳頭構造等が明らか）
- 扁平上皮癌（角化や細胞間橋が明らか）
- 非小細胞癌，腺癌が考えやすい（形態的には分化方向が明らかでないが，TTF-1 など腺癌のマーカーが免疫染色で陽性）
- 非小細胞癌，扁平上皮癌が考えやすい（形態的には分化方向が明らかでないが，p40 など扁平上皮癌のマーカーが免疫染色で陽性）
- 非小細胞癌，NOS（形態的には分化方向が明らかでなく，さらに TTF-1 や p40 など腺癌や扁平上皮癌のマーカーが免疫染色で陰性）

- 小検体では定義上，大細胞癌の診断はできない．また，サンプリングが限られているため，肉腫様癌や腺扁平上皮癌の診断も難しいことが多い．また大細胞神経内分泌癌の診断も難しい．

8. 胸膜浸潤の定義（肺癌取扱い規約）

- ・腫瘍が胸膜弾性板を超えない— pl 0
- ・腫瘍が胸膜弾性板を超えるが，表面に露出しない—pl 1
- ・腫瘍が胸膜表面に露出する—pl 2
- ・腫瘍が胸壁，横隔膜，縦隔臓器に浸潤する，または葉間（不全分葉の有無を問わない）を超えて隣接肺葉に浸潤する—pl 3

- 評価には弾性線維染色を併用することが望ましい.

9. 神経内分泌腫瘍の分類

- ・定型的カルチノイド— 5 mm 大以上．分裂像が 2 mm² に 1 個までで，壊死なし.
- ・非定型的カルチノイド—分裂像が 2 mm² に 2～10 個，または壊死あり.
- ・高悪性度神経内分泌癌—分裂像が 2 mm² に 11 個以上，小細胞癌と大細胞神経内分泌癌の 2 つがある.
  小細胞癌：核小体の目立たない濃染クロマチン，および，高い N/C 比が重要．細胞が小さいとは限らず，神経内分泌マーカーの免疫染色陽性像は必須でない.
  大細胞神経内分泌癌：柵状配列やロゼット形成など神経内分泌的な形態あり，かつ小細胞癌のクロマチンと N/C 比を満たさない．神経内分泌マーカーの免疫染色陽性像が必要.

- 高悪性度神経内分泌腫瘍は，他の肺癌の亜型と合併することあり（混合型小細胞癌など）.

10. 細胞診

1）代表的な染色法

■ パパニコロウ染色

細胞診一般で普及している染色法．スライドガラスに検体を塗抹後，速やかに 95％エタノールで湿固定したものを対象とする（湿固定厳守）.

■ ギムザ染色

細胞成分をスライドガラスに塗抹した後，冷風で素早く乾燥させる．スライドガラスへの細胞固着性が高い．核クロマチンパターンの観察に優れる.

2) 検体の種類

①喀痰検体

直接塗抹法	生痰から肉眼で性状の異なるところを選び，スライドガラスに直接のせて標本を作製する．
喀痰溶解法 (蓄痰法)	保存液内に喀痰を採取し，ホモジナイズした後に遠心あるいは静置後，沈渣を得て標本を作製する．

②直接採取検体

経気管支的	直接擦過法	X線透視下で気管支鏡視的にブラシ，キュレットなどにて直接病巣部から細胞を採取し，ガラスに塗抹する．
	穿刺吸引法	ブラシやキュレットなどが到達できない病巣に対し，穿刺針を病巣内に挿入して細胞を吸引採取し，ガラス上に噴き出し塗抹する．
経皮的		末梢病変で気管支鏡が到達できない病変などに対し，エコーあるいはX線透視，CTガイド下にて皮膚から肺病巣へ針を穿刺，吸引し検体を採取する．

③液状検体

- 遠心法で液体中に浮遊した細胞を遠心機で遠心沈殿させ，沈渣として回収しガラスに塗抹する．

気管支洗浄法 (気管支肺洗浄)	生理食塩水で目的とする気道内を洗浄し，回収した洗浄液から細胞成分を得る．
器具洗浄液	擦過器具，穿刺針，注射筒など細胞採取に用いた器具を洗った洗浄液から細胞を回収する．
胸水(胸腔洗浄) 細胞診	胸水(あるいは胸腔洗浄液)中に浮遊する細胞を回収する．

④捺印細胞診

- 生検あるいは切除された組織検体の表面や割面に，スライドガラスを当てて細胞を付着させ採取する．

⑤セルブロック法

- 液状検体中の細胞成分を固形化してパラフィン包埋し，組織検体同様，多数の切片の作製を可能にする．長期保存が可能となり，免疫組織化学的検索や遺伝子検査にも利用できる．

11. 代表的な肺癌組織型の組織/細胞所見

1) 腺癌

腺腔形成，乳頭状構造，微小乳頭状構造，粘液産生，核小体を伴う類円形核，核膜肥厚，泡沫状細胞質，核の偏在傾向．

■ 腺癌の細胞診と組織診の病理像

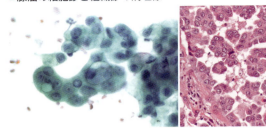

2) 扁平上皮癌

多稜形細胞，シート状増殖，層状分化，流れのある配列，角化，奇怪な異型細胞，濃縮核，厚みのある細胞質．

■ 角化型扁平上皮癌の細胞診と組織診の病理像

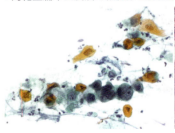
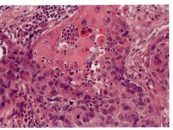

3) 小細胞癌

裸核状(高い N/C 比)，微細顆粒状核クロマチン，核小体は目立たない，木目込み細工様配列(モールディング)，緩い細胞結合，核線．

■小細胞癌の細胞診と組織診の病理像

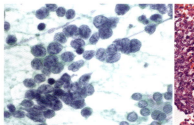
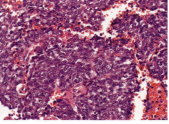

4)カルチノイド

均一な円形核,ごま塩状核クロマチン,顆粒状細胞質,ロゼット形成.

文献
- Travis WD, et al. WHO Classification of Tumour of the Lung, Pleura, Thymus and Heart, 4th edition. IARC, Lyon, 2015
- 日本肺癌学会(編). 臨床・病理 肺癌取扱い規約, 第7版. 金原出版, 2010

(渡邊麗子・吉田朗彦)

E 病期分類

1. TNM 病期分類:癌の進展度を評価

肺癌の TNM 病期分類は,IASLC が 10 万例を超えるデータベースを基に改訂案を提案し,UICC(国際対がん連合)が承認.

IASLC は 2017 年 1 月施行に向けて,第 8 版(2016 年現在は第 7 版)を提案.

IASLC : International Association for the Study of Lung Cancer, UICC : Unio Internationalis Contra Cancrum

2. T 因子:原発腫瘍

末梢小型肺癌で 3 cm 以下は,原則としてスライス厚 2 mm 以下の HRCT を用いて肺野条件で測定し,T3(胸壁浸潤など)または T4(縦隔浸潤,大血管浸潤など)の所見は根拠を明確にする.

癌性リンパ管症は，肺癌取扱い規約にて副腫瘍結節（肺内転移）に準ずると規定.

■T 因子（第 7 版）[1]

Tx	潜伏癌
Tis	上皮内癌（carcinoma *in situ*）
T1	腫瘍最大径≦3 cm，肺か臓側胸膜に覆われている，主気管支に及んでいない
T1a	腫瘍最大径≦2 cm
T1b	腫瘍最大径>2 cm かつ≦3 cm
T2	腫瘍最大径≦7 cm
T2a	腫瘍最大径>3 cm かつ≦5 cm，腫瘍最大径≦3 cm でも，主気管支（気管分岐部≧2 cm）に及ぶ or 臓側胸膜浸潤 or 一側肺全体に及ばぬ無気肺や閉塞性肺炎
T2b	腫瘍最大径>5 cm かつ≦7 cm
T3	腫瘍最大径>7 cm，大きさを問わず胸壁・横隔膜・横隔神経・心囊・縦隔胸膜への直接浸潤，主気管支（気管分岐部<2 cm）に及ぶ，一側全肺の無気肺や閉塞性肺炎，同一葉内の不連続な副腫瘍結節
T4	大きさを問わず縦隔・心臓・大血管・気管・反回神経・食道・椎体・気管分岐部への浸潤，同側の異なった肺葉内の副腫瘍結節

（日本肺癌学会，編．臨床・病理　肺癌取扱い規約，第 7 版．金原出版，2010；3-4 より一部を改変して転載）

■T-Primary Tumour（第 8 版 IASLC 案：2017 年 1 月より施行）[2,6]

Tx	潜伏癌
Tis	上皮内癌（carcinoma *in situ*）
T1	腫瘍最大径≦3 cm，肺か臓側胸膜に覆われている，主気管支に及んでいない
T1a(mi)	Minimally invasive adenocarcinoma ①
T1a	②　腫瘍最大径≦1 cm
T1b	腫瘍最大径>1 cm かつ≦2 cm
T1c	腫瘍最大径>2 cm かつ≦3 cm
T2	腫瘍最大径≦3 cm　腫瘍最大径≦3 cm でも，主気管支に及ぶ or ③ 臓側胸膜浸潤 or 無気肺や閉塞性肺炎 ④
T2a	腫瘍最大径>3 cm かつ≦4 cm
T2b	腫瘍最大径>4 cm かつ≦5 cm
T3	腫瘍最大径>5 cm かつ≦7 cm，大きさを問わず胸壁・横隔神経・心囊への直接浸潤，同一葉内の不連続な ⑤ 副腫瘍結節
T4	腫瘍最大径>7 cm，大きさを問わず横隔膜・縦隔・心臓・大血管・気管・反回神経・食道・椎体・気管分岐部への浸潤，同側の異なった肺葉内の副腫瘍結節

T因子	第8版 IASLC案
① T1a(mi)	新設：Minimally invasive adenocarcinoma
② 腫瘍最大径	変更：さらに細分化（cut point：1 cm，2 cm，3 cm，4 cm，5 cm，7 cm）
③ 主気管支浸潤	変更：気管分岐部からの距離に関係なく，T2
④ 無気肺・閉塞性肺炎	変更：一側全肺に及んでも，T2
⑤ 横隔膜浸潤	変更：T4
⑥ 縦隔胸膜浸潤	第8版では削除された

3. N因子：所属リンパ節転移（第8版での変更なし）[3]

■N因子（第7版）[1,6]

NX	所属リンパ節評価不能
N0	所属リンパ節転移なし
N1	同側の気管支周囲かつ/または同側肺門，肺内リンパ節への転移で原発腫瘍の直接浸潤を含める
N2	同側縦隔かつ/または気管分岐部リンパ節への転移
N3	対側肺門，対側縦隔，前斜角筋または鎖骨上窩リンパ節転移

（日本肺癌学会（編）；臨床・病理　肺癌取扱い規約，第7版，金原出版，2010；4 より改変して転載）

■リンパ節の境界 [1,4]

略語	分類	境界				
		上	下	左右	前	後
#1R	鎖骨上窩，下頸部，胸骨切痕	a 気管輪状軟骨下縁	i（左右）鎖骨 c（正中）胸骨柄上縁	A 正中線		
#1L						
#2R	上部気管傍	b（左右）肺尖，胸骨頂，c（正中）胸骨柄上縁	d 気管と左腕頭静脈尾側の交点	B 気管左外側縁		
#2L			j 大動脈弓上縁			
#3a	血管前	b 肺尖，胸膜頂	f 気管分岐部		ST 胸骨	SVC 上大静脈（右）左総頸動脈（左）
#3p	気管後				気管後壁	

（つづく）

（つづき）

略語	分類	境界				
		上	下	左右	前	後
#4R	下部気管傍	d 気管と左腕頭静脈尾側の交点	e 奇静脈下縁	B 気管左外側縁		
#4L		j 大動脈弓上縁	l 左主肺動脈上縁			
#5	大動脈下	k 大動脈弓下縁	l 左主肺動脈上縁			
#6	大動脈傍	j 大動脈弓上縁	k 大動脈弓下縁			
#7	気管分岐下	f 気管分岐部	h（右）中間気管支幹下縁 m（左）左下葉気管支上縁			
#8	食道傍	h（右）中間気管支幹下縁 m（左）左下葉気管支上縁	横隔膜			
#9	肺靱帯	下肺静脈				
#10	肺門	e（右）奇静脈下縁 i（左）左主肺動脈上縁	g（右）右葉間 n（左）左葉間			
#11	葉気管支間					
#12	葉気管支周囲					
#13	区域気管支周囲					
#14	亜区域気管支周囲					

■ リンパ節マップ（第8版での変更なし）[1,3,4]

図 1A

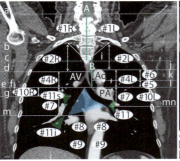

図 2

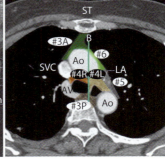

図 1B

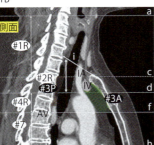

図 1C

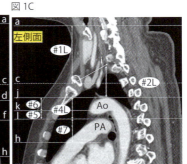

Ao：大動脈，AV：奇静脈，PA：肺動脈，IA：腕頭動脈，IV：腕頭静脈，LA：動脈管索
（日本肺癌学会，編．臨床・病理　肺癌取扱い規約，第7版．金原出版，2010；17より改変して転載）

4. M因子：遠隔転移

■ M因子（第7版）[1]

MX	遠隔転移評価不能
M0	遠隔転移なし
M1	遠隔転移がある
M1a	対側肺内の副腫瘍結節，胸膜結節，悪性胸水（同側，対側），悪性心嚢水
M1b	他臓器への遠隔転移がある

（日本肺癌学会，編．臨床・病理　肺癌取扱い規約，第7版．金原出版，2010；4より改変して転載）

■ M-Distant Metastasis（第 8 版 IASLC 案：2017 年 1 月より施行）[5,6]

M1	遠隔転移	
M1a	対側肺内の副腫瘍結節，胸膜結節，悪性胸水（同側，対側），悪性心嚢水	
M1b	他臓器（一臓器）への単発遠隔転移 ⑥	
M1c	他臓器（一臓器以上）への多発遠隔転移 ⑦	

M 因子	第 8 版での変更点
⑥ M1b	変更：他臓器（一臓器）への単発遠隔転移
⑦ M1c	新設：他臓器（一臓器以上）への多発遠隔転移

5. 病期分類

　病期分類で迷った際には，より小さい因子を選択．病期の過大評価により，患者の治療選択を制限しない．

■ 病期分類（第 7 版）[1]

潜伏癌	TX	N0	M0		T1a または T1b T2a または T2b	N2	M0
0 期	Tis	N0	M0			N2	M0
Ⅰ A 期	T1a または T1b	N0	M0	Ⅲ A 期	T3	N2	M0
Ⅰ B 期	T2a	N0	M0		T3	N1	M0
					T4	N0	M0
Ⅱ A 期	T1a または T1b	N1	M0		T4	N1	M0
	T2a	N1	M0	Ⅲ B 期	Any T	N3	M0
	T2b	N0	M0		T4	N2	M0
Ⅱ B 期	T2b	N1	M0	Ⅳ 期	Any Y	Any N	M1a または M1b
	T3	N0	M0				

（日本肺癌学会，編．臨床・病理　肺癌取扱い規約，第 7 版．金原出版，2010；4 より改変して転載）

E 病期分類 51

■Stage Grouping（第 8 版 IASLC 案：2017 年 1 月より施行）[6]

STAGE	T	N	M		T	N	M
Occult carcinoma	TX	N0	M0	IIIA	T1c	N2	M0
					T2a	N2	M0
					T2b	N2	M0
0	Tis	N0	M0		T3	N1	M0
IA1	T1a(mi)	N0	M0		T4	N0	M0
	T1a	N0	M0		T4	N1	M0
IA2	T1b	N0	M0	IIIB	T1a	N3	M0
IA3	T1c	N0	M0		T1b	N3	M0
IB	T2a	N0	M0		T1c	N3	M0
IIA	T2b	N0	M0		T2a	N3	M0
IIB	T1a	N1	M0		T2b	N3	M0
	T1b	N1	M0		T3	N2	M0
	T1c	N1	M0		T4	N2	M0
	T2a	N1	M0	IIIC	T3	N3	M0
	T2b	N1	M0		T4	N3	M0
	T3	N0	M0	IVA	Any T	Any N	M1a
IIIA	T1a	N2	M0		Any T	Any N	M1b
	T1b	N2	M0	IVB	Any T	Any N	M1c

文献

1) 日本肺癌学会, 編. 臨床・病理　肺癌取扱い規約, 第 7 版. 金原出版
2) Rami-Porta R, et al. The IASLC Lung Cancer Staging Project: proposals for the revisions of the T descriptors in the forthcoming 8th edition of the TNM classification for lung cancer. J Thorac Oncol 2015;10:990-1003
3) Asamura H, et al. The International Association for the Study of Lung Cancer Lung Cancer Staging Project: Proposals for the Revision of the N Descriptors in the Forthcoming 8th Edition of the TNM Classification for Lung Cancer. J Thorac Oncol 2015;10:1675-84
4) Rusch VW, et al. The IASLC lung cancer staging project: a proposal for a new international lymph node map in the forthcoming seventh edition of the TNM classification for lung cancer. J Thorac Oncol 2009;4:568-77.
5) Eberhardt WEE, et al. The IASLC Lung Cancer Staging Project: proposals for the revisions of the M descriptors in the forthcoming 8th edition of the TNM classification for lung cancer. J Thorac Oncol 2015;10:1515-22.
6) Goldstraw P, et al. The IASLC Lung Cancer Staging Project: proposals for the revision of the stage grouping in the forthcoming(8th)edition of the TNM classification of lung cancer. J Thorac Oncol 2016;11:39-51.

（渡辺裕一）

III 治療

A 治療総論

■ 肺癌の標準治療

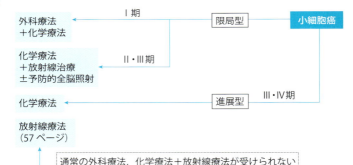

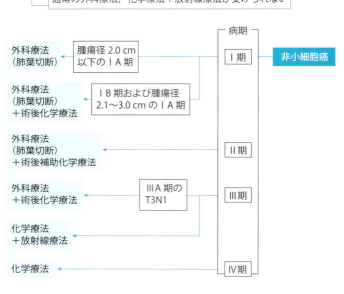

A 治療総論 **53**

　非小細胞肺癌は進行度によって臨床病期Ⅰ期からⅣ期に分類され，臨床病期別に以下の治療が標準治療と考えられている．腫瘍最大径が2cm以下の臨床病期ⅠA期に対する標準治療は手術で，術後化学療法は行われない．腫瘍最大径が2.1〜3cmのⅠA期，ⅠB，ⅡA，ⅡB，そしてⅢA期の一部に対しては手術に加えて術後化学療法が行われる．ⅢA，ⅢB期に対しては主として化学放射線療法が行われ，Ⅳ期肺癌に対しては化学療法，分子標的治療を含めた薬物療法が行われる．

　小細胞肺癌はまず限局型，進展型に分類され，限局型のうちⅠ期に対しては手術に加えて術後化学療法が行われ，Ⅱ・Ⅲ期に対しては化学療法＋放射線療法（±全脳照射）が行われる．進展型に対しては化学療法が行われる．

（渡辺俊一）

Nurse's Eye

【術前】

　入院した翌日が手術となる．患者そして家族も，癌告知，入院，手術と緊張の連続の中にあるが，その中で必要な説明や準備をしていかなければならない．看護師は，患者，家族の緊張をほぐすような笑顔，接し方，話し方を意識しながら，クリティカルパスやオリエンテーション用紙を用いて重要な点を簡潔に説明するなどの工夫が必要である．

【術後】

　当院では術後3〜4日目に退院と，入院期間が非常に短い．退院後，患者が自分で体調を管理し，異常の早期発見ができるよう指導することが重要である．

　術後合併症の気管支断端瘻は術後10日〜2週間目頃に出現することが多く，発熱や呼吸苦，痰の量や性状などを観察し，異常があれば直ちに医師へ相談するよう指導し，相談先を明確にしておくことが重要である．

■ 退院オリエンテーション用紙
（「肺の手術後の生活上の注意点について」より一部引用）

5. 以下のような症状が出現した際はご連絡ください.
・静かにしていても息苦しい.
・38.5℃以上の高熱が出る，38℃以上の発熱が続く.
・水っぽいサラサラした痰が出る．真っ赤な痰が多く出る.
　　痰に少量の血が混じる程度は手術の影響ですので心配ありません.
・傷口が赤く腫れたり，膿が出る．傷が開いた.
　　お風呂に入る際などに鏡で傷を観察するようにしましょう.

> 連絡先
> 診察券の番号をお聞きしますので，お手元に当院の診察券をご用意の上，ご連絡ください.
> 国立がん研究センター中央病院
> 住所：東京都中央区築地 5-1-1
> 電話番号：03-3542-2511（代表）
> 代表番号におかけの上，診療科，担当医名をお伝えください.
> 夜間と土曜日・日曜日・祝日は事務当直と当直医師が対応いたします.

（井手真弓）

1 手術治療

1. 標準術式の変遷

　肺癌に対する手術治療は主としてⅠ，Ⅱ期の非小細胞肺癌および臨床病期Ⅰ期の小細胞肺癌に対して行われる．肺癌根治手術の術式は当初肺全摘が行われたが，1960 年に米国の Cahan が肺葉切除＋所属リンパ節郭清を提唱して以来，これが世界的に標準術式となった．1980 年代に入って小型肺癌の発見が増加したことから肺実質の切除範囲を少なくした縮小手術（区域切除および部分切除）の妥当性が検討された．しかしⅠA 期肺癌に対する肺葉切除と縮小手術を比較した世界で唯一の多施設共同ランダム化比較試験が北米にて行われた結果，術後再発が縮小手術群では肺葉切除群の 3 倍みられたことなどから，以後現在に至るまで肺葉切除が標準術式となっている.

■術式ごとの切除範囲

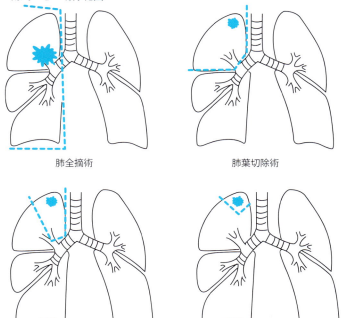

肺全摘術　　　　　　　　　　　肺葉切除術

区域切除術　　　　　　　　　　部分切除術

2. 縮小手術（区域切除および部分切除）の意義

　縮小手術のうち，区域切除では，肺門部において切除区域に向かう気管支，肺動脈，肺静脈をそれぞれ切離して解剖学的に肺を切除するため肺門部のリンパ節郭清が可能であり，また切除マージンも比較的大きくとることができる．一方，部分切除は非解剖学的な切除であるために肺門リンパ節郭清は困難で，かつ切除マージンも区域切除よりは少なくなる．

　近年胸部薄切CTにおいていわゆる"すりガラス陰影"と呼ばれる淡い濃度を有する肺癌が多く発見されている．腫瘍のすりガラス

濃度部分は病理組織学的に非浸潤部であり，また充実濃度部分は病理組織学的に浸潤部であることが多いと報告されており，充実濃度部分の径と腫瘍最大径の比（consolidation/tumor ratio：C/T 比）から腫瘍の浸潤性を評価する試みがなされるようになった．

■C/T 比：胸部薄切 CT 所見上，充実濃度の腫瘍最大径に占める割合

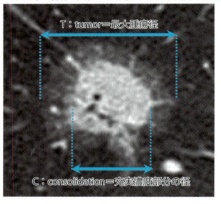

　C/T 比の低い腫瘍，すなわちすりガラス濃度主体の腫瘍についてはリンパ節転移や脈管侵襲の可能性が低いため，縮小手術で十分根治が望めると考えられており，本邦ではそれを実証するための臨床試験が進行中である．しかしその最終結果が出るまでは肺癌の標準術式はあくまで肺葉切除であり，縮小手術の適用には慎重な判断が求められる．

　肺癌診療ガイドライン（2014 年版）では「臨床病期Ⅰ期，最大径 2 cm 以下の非小細胞肺癌に対して，画像所見，病変の位置などを勘案したうえで縮小手術を行うことを考慮しても良い（グレード C1；科学的根拠は十分ではないが，行うことを考慮しても良い）」とされた．

A 治療総論 57

3. 開胸法

　開胸方法は大きく開胸手術と胸腔鏡手術に分けられるが，胸腔鏡手術もさらに2通りに分類される．すなわち胸腔鏡手術胸腔鏡のモニター画面と小開胸創からの直視を組み合わせて行う手術を「胸腔鏡補助下手術」と，小開胸を置かずにモニター画面のみをみて行う「完全胸腔鏡下手術」である．本邦では胸腔鏡補助下手術と完全胸腔鏡下手術の両者をまとめて「胸腔鏡手術」と呼んでおり，同じ胸腔鏡手術といってもその内容は施設間で大きく異なる．肺癌診療ガイドライン（2014年版）では，非小細胞肺癌に対する胸腔鏡手術は「科学的根拠は十分ではないが行うことを考慮しても良い（グレードC1）」と記載されており，胸腔鏡手術が従来の開胸手術と同等の安全性・根治性を有するかに関しては十分なエビデンスが確立されているとはいえない．

（渡辺俊一）

2 放射線治療

1. 放射線治療法

1) 外部照射

- 身体の外から体内の病巣に対して放射線照射を行う方法であり，通常リニアックによるX線と電子線が用いられる．
- 放射線治療計画には，CTシミュレーションによる3次元治療計画を行うことが勧められる．

■ 標的体積設定

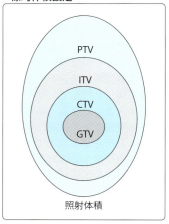

肉眼的腫瘍体積 (gross tumor volume：GTV)	腫瘍の進展や存在が肉眼的に確認できる標的体積
臨床標的体積 (clinical target volume：CTV)	GTVおよびその周囲の微視的な浸潤などを含む標的体積
体内標的体積 (internal target volume：ITV)	CTVに呼吸，嚥下，心拍動，蠕動などの体内臓器の動きによる影響を含めた標的体積
計画標的体積 (planning target volume：PTV)	ITVに毎回の照射における設定誤差を含めた標的体積

2) 密封小線源治療
- 密封された放射性同位元素である小線源を腫瘍内または近傍に配置して照射する方法である．
- 胸部領域では，気管から主気管支の早期肺癌に対し，気管腔内に一時的に小線源(イリジウム192)を挿入する気管腔内照射が行われる．

3) 非密封小線源治療
- 放射性物質や放射性物質を標識した医薬品を投与し，選択的に取り込まれた腫瘍に集中させて線量を投与する方法である．
- 転移性骨転移に対する疼痛対策の治療として，ストロンチウム89による内用療法が行われる．

A　治療総論　59

2. 放射線治療の目的

1) 根治的放射線治療

- 根治(完全な治癒)を目的とした治療である.
- 条件は，①照射線量で腫瘍が制御できる可能性があること，②照射範囲に全ての病変を含めることができること，③周囲正常組織の有害事象のリスクが容認できる範囲であることである.

■適応

- ・合併症のために医学的に手術不能と判断されるⅠ～Ⅱ期非小細胞肺癌
- ・ⅢA期非小細胞肺癌
- ・多発結節・対側肺門リンパ節転移を除くⅢB期非小細胞肺癌
- ・限局型小細胞癌

2) 緩和的放射線治療

- 治癒は期待できないが予後延長を目指すことや，腫瘍に伴う症状の緩和を図ることを目的とした治療である.
- 症状緩和により患者のQOLの維持，改善が得られる.

■適応

- ・脳転移
- ・骨転移
- ・上大静脈症候群
- ・気道狭窄・閉塞
- ・腫瘍による疼痛
- ・腫瘍からの出血
- ・消化管狭窄・閉塞

3) 予防的放射線治療

- 画像で病変を認めていない状況で，将来の出現を予防する目的で行う治療である.

■適応

- ・限局型小細胞肺癌に対する化学放射線療法後の予防的全脳照射

3. エネルギー・照射法

- 胸部照射の線質としてはリニアックによる6～10 MV X線の使用が勧められる.
- 体幹部定位放射線照射の場合には4～6 MV X線が望ましい.
- 病巣への呼吸性移動対策として，腹式呼吸の抑制，呼吸同期，動

態追跡などの照射技術が導入されている.

4. 併用療法

1) 手術療法との併用

　局所治療である放射線治療と手術を併用する目的は，①手術では検出と切除が困難な微視的な病巣を放射線治療により制御すること，②切除範囲を広範囲とせずに臓器の形態と機能の維持を図ることである.

■ 術前照射

- 予定した手術の前に局所制御の向上を期待して，放射線治療を行う方法である.
- 切除可能な肺尖部胸壁浸潤型 T3〜4N0〜1 例に対し，術前化学放射線療法が推奨されている.
- 肺葉切除可能なⅢA(N2)に対し，術前化学放射線療法の臨床試験が行われている.

■ 術後照射

- 腫瘍切除後に局所制御の改善を目的に行う.
- 肉眼的ないしは微視的遺残腫瘍が適応になる.
- pN2 非小細胞肺癌に対し，局所制御率は向上させるが，生存期間延長への寄与は明らかでない.

2) 化学療法との併用

　放射線治療に化学療法を併用する意義は，局所効果の増強と微小転移の制御である.

■ 同時併用

- 放射線治療期間中に抗癌剤を投与する治療である.
- 放射線増感作用により，局所効果が上がり，生存期間が延長するが，放射線治療単独や逐次併用に比し，有害事象は増加する.

■ 逐次併用

- 化学療法を先行し，化学療法終了後に放射線治療を行う治療である.
- 照射範囲が広い場合などには有害事象の観点から，逐次併用を考慮する.

A 治療総論 61

5. 有害事象

1) 急性有害事象

・放射線食道炎, 放射線皮膚炎, 骨髄抑制, 放射線肺臓炎

- 通常放射線治療後 1〜2 週で改善するが, 放射線肺臓炎は照射終了直後から数か月で照射野に一致して認められる.
- 20 Gy 以上照射される正常肺の体積 V_{20} が正常肺全体の体積の 40% は超えないように計画することが重要である.

2) 遅発性有害事象

・放射線肺線維症, 放射線脊髄症, 心外膜炎(稀), 心不全(稀)

- 放射線脊髄症は最も回避すべき有害事象である.
- 脊髄最大線量は, 放射線治療単独で 50 Gy 以下, 化学放射線療法で 45 Gy 以下として計画する.

6. 高精度放射線治療

1) 定位放射線照射(脳, 体幹部)

- 小さな腫瘍に対して線量を集中的に照射する技術で, 1 回照射で行う定位手術的照射と分割照射で行う定位放射線治療に分類される.
- 健康保険上, 照射中心の固定精度は, 脳は 2 mm 以内, 体幹部 (肺, 肝)は 5 mm 以内である.
- I 期非小細胞肺癌に対する体幹部定位放射線治療は, 手術不能例に対する標準治療として, 切除可能例では手術の代替治療として普及している.

2) 強度変調放射線治療

- 三次元原体照射における各照射野内の線量強度を不均一にすることで, 腫瘍への放射線の集中性をさらに増すとともに特定の重要臓器の照射線量を低下させる方法である.
- 肺の低線量照射容積が増加し, 重篤な肺臓炎のリスクがあるため, III 期非小細胞肺癌に対しては試験的治療の位置づけである.

3) 画像誘導放射線治療

- 放射線治療実施における患者セットアップの誤差を最小限に抑えながら標的に対し正確な照射が可能となる治療法である.

文献

1) 日本肺癌学会編, 編著. EBM の手法による肺癌診療ガイドライン 2014 年版. 金原出版, 2014;70-103（2015 年版 https://www.haigan.gr.jp/modules/guideline/index.php?content_id=3）
2) 日本放射線腫瘍学会, 編著. 放射線治療計画ガイドライン 2012 年版. 金原出版, 2012;123-37
3) 日本放射線腫瘍学会　小線源治療部会, 編著. 密封小線源治療　診療・物理 QA マニュアル. 金原出版, 2013;147-51
4) Rengan R, et al. Chapter 51 Lung Cancer. Halperin EC, et al, eds. Perez & Brady's Principles and Practice of Radiation Oncology, 6th ed. Lippincott Williams & Wilkins, Philadelphia, 2013;938-73
5) Nagata Y, et al. Prospective Trial of Stereotactic Body Radiation Therapy for Both Operable and Inoperable T1N0M0 Non-Small Cell Lung Cancer: Japan Clinical Oncology Group Study JCOG0403. Int J Radiat Oncol Biol Phys 2015;93:989-96

（伊藤芳紀）

3 薬物療法

1. 薬物療法

　癌に対する薬物療法とは，殺細胞性薬剤（cytotoxic drug），分子標的薬，ホルモン剤などの薬剤を用いた治療の総称である．化学療法とは，薬物療法全体を指すこともあるが，通常，殺細胞性薬剤を用いた治療に用いられることが多い．

2. 肺癌における薬物療法の目的

　肺癌に対する薬物療法は，①進行・再発肺癌に対する主治療としての薬物療法，②外科手術後に行う術後補助薬物療法，③局所進行癌に対する集学的治療の 1 つとしての薬物療法，などの役割がある．

1) 進行・再発肺癌に対する薬物療法

　遠隔転移を認める進行・再発肺癌に対しては，生存期間の延長，症状の緩和，QOL の向上を目的に癌薬物療法を実施する．治癒することは難しいため，重篤な副作用は可能な限り，避けるべきである．期待される効果と予想される副作用のリスク・ベネフィットバランスを十分考慮し，実施を検討する．

2）術後補助薬物療法（adjuvant therapy）

手術療法により外科的に完全切除された後に，残存する微小転移の根絶により再発のリスクを下げ，治癒率を向上させる目的で実施する．非小細胞肺癌において術後補助薬物療法は治癒率向上を認めるものの，得られる利益は大きくなく，また，実施しなくても治癒を期待できる患者集団が対象となるため，実施にあたり十分なインフォームド・コンセントが必要である．

> **術前補助薬物療法（neoadjuvant therapy）**
> 非小細胞肺癌に対して術前と術後補助薬物療法を比較したメタアナライシスにおいてほぼ同等な有用性が報告されている[1]．しかし，術後補助薬物療法のほうがエビデンスは豊富であり，日常診療においては外科切除を行い，術後補助薬物療法の適応を検討することが多い．

3）局所進行癌に対する集学的治療の１つとしての薬物療法

①化学放射線療法

化学放射線療法は，腫瘍に対する局所制御効果を高めること（放射線療法の増強効果）と，遠隔転移を抑えることで治癒率を向上させることを目的に実施する．限局型小細胞肺癌や切除不能な局所進行非小細胞肺癌に対して検討される．

②術前化学放射線療法（導入化学放射線療法）

術前化学放射線療法の目的は，局所進行癌に対して down staging により完全切除の可能性を高めること，早期に微小転移を根絶することにより治癒率を向上させることである．

切除可能な局所進行非小細胞肺癌（臨床病期ⅢA 期 N2）に対する化学放射線療法と導入化学放射線療法＋手術との比較試験において手術追加による明らかな生存期間の延長は示されていないものの肺葉切除では手術追加の有用性が示唆されている[2]．肺葉切除可能なⅢA 期 N2 に対しては，外科医，内科医，放射線科医で検討のうえ，導入化学放射線療法＋手術の集学的治療が実施されることがある．

また，臨床病期 T3〜4N0〜1M0 の superior sulcus tumor（SST）に対しては，これまでの第Ⅱ相試験成績[3,4]から導入化学放射線療法後に外科切除が勧められている．

3. 薬物療法の適応

癌に対する薬物療法は，上記の目的を踏まえ，performance status（PS），栄養状態，臓器機能（骨髄，肝，腎，心，肺機能），合併症を考慮のうえ，適応を判断する．また，年齢，社会的背景，生活環境なども考慮する必要もある．

期待される効果と予想される副作用のリスク・ベネフィットバランスを十分勘案し，実施を検討する．薬物療法を実施する際には，患者さんへのインフォームド・コンセントは必須である．

4. 肺癌で用いられる抗悪性腫瘍薬

1）殺細胞性薬剤

細胞分裂を傷害したり，細胞のアポトーシスを誘導することで腫瘍の増殖を抑制する．ランダムスクリーニングにより殺細胞性を有する薬剤として開発された後に標的分子や作用機序が明らかとなったものが多い．

①白金製剤

DNA のプリン塩基と共有結合し，白金-DNA 付加体を形成することにより，DNA の複製や転写を阻害し，アポトーシスを引き起こすことで抗腫瘍効果を示す．

シスプラチン，カルボプラチン，ネダプラチンなど

②代謝拮抗剤

生理的な核酸前駆物質に類似の化学構造により，核酸代謝経路において生理的代謝を阻害し，DNA または RNA の障害を起こすことで抗腫瘍効果を示す．

ピリミジン拮抗薬：
〔フッ化ピリミジン系〕ユーエフティ®（テガフール・ウラシル），ティーエスワン®（テガフール・ギメラシル・オテラシルカリウム）など
〔シチジン系〕ゲムシタビンなど
葉酸拮抗薬：ペメトレキセドなど

③トポイソメラーゼ阻害剤

トポイソメラーゼは細胞核内に存在し，DNA の複製や合成の際に DNA の立体構造変化に関わる酵素である．トポイソメラーゼⅠ型酵素またはⅡ型酵素を阻害することにより細胞分裂が停止し，ア

ポトーシスを引き起こすことで抗腫瘍効果を示す.

トポイソメラーゼⅠ阻害剤：イリノテカン，ノギテカン（トポテカン）など
トポイソメラーゼⅡ阻害剤：アムルビシン，エトポシドなど

④微小管作用薬

ビンアルカロイド系薬剤はチュブリン結合により重合を阻害し，チュブリンと微小管の動的平衡状態を微小管崩壊へ導くことにより，一方，タキサン系薬剤は微小管結合により微小管を安定化させ動的平衡状態を微小管形成へ導くことにより抗腫瘍効果を示す.

ビンアルカロイド系薬剤：ビノレルビン，ビンデシンなど
タキサン系薬剤：パクリタキセル，ドセタキセルなど

⑤その他

抗腫瘍性抗生物質：マイトマイシンC

2）分子標的薬

分子細胞生物学の進歩に伴い癌の増殖，浸潤，転移に関する分子が明らかになり，これらを特異的に阻害する分子標的薬が数多く開発されている．従来の殺細胞性薬剤の多くも何らかの標的をもつが，分子標的薬はあらかじめ特定した分子標的の阻害効果から薬剤を見出すという開発戦略の点で従来の殺細胞性薬剤とは異なる.

① EGFR を標的とした薬剤

EGFR（epidermal growth factor receptor）は細胞の増殖や成長を制御するリガンドを認識し，シグナル伝達を行う tyrosine kinase 型受容体である．EGFR の遺伝子変異によりリガンド刺激がなくても恒常的な活性化を認め細胞の悪性化に関わることが知られており，EGFR 遺伝子変異に対する EGFR-TKI（tyrosine kinase inhibitor）が開発されている.

EGFR-TKI：ゲフィチニブ，エルロチニブ，アファチニブなど
抗 EGFR 抗体：ネシツムマブ*など

② ALK を標的とした薬剤

ヒト 2 番染色体短腕上の ALK（anaplastic lymphoma kinase）遺伝子の逆位により，EML4（echinoderm microtubule-associated protein-like 4)遺伝子などと融合し，融合蛋白（EML4-ALK など）が産生され，これが癌細胞の増殖・生存や正常細胞の腫瘍化に寄与していると考えられている．

ALK-TKI：クリゾチニブ，アレクチニブ，セリチニブ*など

③血管新生阻害剤

VEGF（vascular endothelial growth factor）は血管内皮増殖作用，血管透過性作用を有し，腫瘍の血管新生において最も中心的な役割を担っている増殖因子である．VEGFR（VEGF receptor）は，VEGFR-1～3 が知られており，VEGFR-2 は細胞外の VEGF の刺激を細胞内へ伝達し，血管新生を更新させる最も強力なシグナル伝達経路として知られている．

抗 VEGF（vascular endothelial growth factor）抗体：ベバシズマブなど
抗 VEGFR（VEGF receptor）抗体：ラムシルマブ*など

その他，非小細胞肺癌については ROS1，RET，BRAF などを標的とした薬剤が開発されている．

3）免疫療法薬

癌免疫チェックポイントに関わる免疫療法が注目を集め，薬剤開発が急速に進んでいる．

①抗 CTLA-4 抗体

cytotoxic T-lymphocyte associated antigen-4（CTLA-4）は T 細胞に発現し，T 細胞の活性化を抑制的に調節する補助刺激受容体である．抗 CTLA-4 抗体は CTLA-4 と抗原提示細胞に発現している B7 との結合を阻害し，腫瘍に対する T 細胞の免疫反応を亢進させることなどにより，抗腫瘍効果を示すと考えられている．

抗 CTLA-4 抗体：イピリムマブ*など

②抗 PD-1/PD-L1 抗体

programmed cell death-1（PD-1）は活性化したリンパ球（T 細胞，B 細胞およびナチュラルキラー T 細胞）などに発現する．PD-1 は，抗原提示細胞に発現する programmed cell death ligand-1（PD-L1）および PD-L2 と結合し，免疫応答を負に制御すると考えられている．PD-L1 は，種々の腫瘍組織に発現している

ことが報告されていることなどから，PD-1/PD-L1 経路は，腫瘍細胞が抗原特異的な T 細胞からの攻撃などの免疫を回避する機序の 1 つとして考えられている．

抗 PD-1 抗体：ニボルマブ，ペンブロリズマブ＊など
抗 PD-L1 抗体：アテゾリズマブ＊，アベルマブ＊など

＊2016 年 1 月時点で肺癌に対して国内未承認

文献

1) Lim E, et al. Preoperative versus postoperative chemotherapy in patients with resectable non-small cell lung cancer: systematic review and indirect comparison meta-analysis of randomized trials. J Thorac Oncol 2009;4: 1380-8
2) Albain KS, et al. Radiotherapy plus chemotherapy with or without surgical resection for stage III non-small-cell lung cancer: a phase III randomised controlled trial. Lancet 2009;374:379-86
3) Rusch VW, et al. Induction chemoradiation and surgical resection for superior sulcus non-small-cell lung carcinomas: long-term results of Southwest Oncology Group Trial 9416 (Intergroup Trial 0160). J Clin Oncol 2007;25: 313-8
4) Kunitoh H, et al. Phase II trial of preoperative chemoradiotherapy followed by surgical resection in patients with superior sulcus non-small-cell lung cancers: report of Japan Clinical Oncology Group trial 9806. J Clin Oncol 2008; 26:644-9

（軒原　浩）

Nurse's Eye

医師から治療について説明されてはいるが，緊張からか後から確認すると「治療中は外出を控え，家で安静にしていなければならない」などと誤解していることがある．看護師はできるだけ説明に同席し，患者が理解できているか確認し，誤解があれば医師の説明内容に沿ってわかりやすく説明し，正しい理解を促す必要がある．

また，「どうなるのか全くイメージができない」と不安げな患者も多い．その都度大切なことは看護師が説明するので心配いらないこと，気になることがあればいつでも相談していいことを伝え，治療中は頻繁に訪室するなど不安の軽減を図る必要がある．初回治療の印象が，その後の治療継続への不安やモチベーションに影響すると考える．看護師は積極的に副作用に対処し，不安を軽減させるような言動や対応を心がけたい．

（井手真弓）

B 小細胞肺癌の治療

1. 治療の概要

小細胞肺癌は，非小細胞肺癌と比較すると腫瘍の増殖速度が速く，転移しやすい生物学的特徴をもち，診断時に肺門・縦隔リンパ節転移や遠隔転移を認めることが多い．そのため治療は，全身療法である化学療法が中心となる．

■小細胞肺癌の治療の概要

臨床病期		治療
Ⅰ期	限局型	手術＋術後補助化学療法
Ⅱ期		化学放射線療法（＋予防的全脳照射）
Ⅲ期	限局型	
	進展型	化学療法
Ⅳ期	進展型	
再発	再発	化学療法または緩和ケアのみ

2. 病期分類

小細胞肺癌は，TNM分類とは別に，治療法の選択において限局型（limited disease；LD）と進展型（extensive disease；ED）とに分ける病期分類が広く用いられる．診断時に適切な病期分類を行った場合，限局型は30〜40％を占める．

■限局型と進展型

限局型	一側胸郭に病変が限局する場合で，同側悪性胸水，両側鎖骨上窩リンパ節および対側縦隔リンパ節転移までを含む． TNM分類のⅠ〜Ⅲ期の一部に対応．
進展型	LDの範囲を超えて病変が広がった場合． TNM分類のⅢB期の一部とⅣ期に対応．

限局型と進展型の分類は，悪性胸水，悪性心嚢水において意見の一致が得られていない．多くの臨床試験においては，悪性胸水，悪性心嚢水を有さないものを限局型と定義することが多い．

限局型は根治的胸部放射線療法が可能な疾患と位置づけられる．

3. 肺神経内分泌腫瘍

肺神経内分泌腫瘍は高悪性度，中悪性度，低悪性度神経内分泌腫瘍に分類され，高悪性度神経内分泌腫瘍に小細胞癌と大細胞神経内分泌癌（large cell neuroendocrine carcinoma；LCNEC）が含まれる．

■ 肺神経内分泌腫瘍

高悪性度神経内分泌腫瘍 （＝神経内分泌癌）	小細胞肺癌，大細胞神経内分泌癌
中悪性度神経内分泌腫瘍	非定型カルチノイド
低悪性度神経内分泌腫瘍	定型カルチノイド

大細胞神経内分泌癌は WHO 分類（2004 年）において非小細胞肺癌である大細胞癌（large cell carcinoma）に分類されるが，薬物療法の選択においては小細胞肺癌に準じて行われることが多い．

1 Ⅰ期小細胞肺癌

1. 標準治療

限局型小細胞肺癌に対する標準治療は化学放射線療法であるが，臨床病期Ⅰ期（特に cT1N0M0）に対しては外科切除＋術後補助化学療法が標準治療である．

生検による微小検体で大細胞神経内分泌肺癌と小細胞肺癌とを区別することは困難なことが多く，Ⅰ期小細胞肺癌に対しては診断および治療の両方の観点より手術を実施することが勧められる．

2. 外科切除

外科切除（肺葉切除＋リンパ節郭清）を含む治療により治癒が期待できることが報告されている．外科切除を含む治療と外科切除を含まない治療の比較試験は存在せず，臨床病期Ⅰ期であれば，日常診療では外科切除＋術後補助化学療法が行われており，標準治療と考えられている．

わが国からの報告では，小細胞肺癌の切除例の 5 年生存割合は35.7％でⅠ期の場合は 42.2％である[1]．

3. 術後補助化学療法

　外科切除後の術後補助化学療法の有効性を検討した比較試験の報告はないが，第Ⅱ相試験がいくつか実施されている．

1) シスプラチン＋エトポシド療法

　完全切除された病理病期Ⅰ～ⅢA期の小細胞肺癌を対象に，シスプラチン＋エトポシドの術後補助化学療法を4コース行う第Ⅱ相試験（JCOG9101試験）において5年生存割合は臨床病期ⅠA期：66％，ⅠB期：65％，Ⅱ期：56％，Ⅲ期：13％，病理病期ではⅠA期：73％，ⅠB期：67％，Ⅱ期：38％，Ⅲ期：39％であった[2]．

■ シスプラチン＋エトポシド療法

シスプラチン	80 mg/m^2	1日目
エトポシド	100 mg/m^2	1日目～3日目
3～4週ごと，4コース		

*JCOG9101試験では，シスプラチン100 mg/m^{2}とされたが，投与スケジュール不遵守，減量基準・投与量の不遵守の逸脱が多く，現在では，限局型，進展型での推奨用量であるシスプラチン80 mg/m^{2}が使用されている．

2) シスプラチン＋イリノテカン療法

　完全切除された高悪性度神経内分泌腫瘍（小細胞肺癌または大細胞神経内分泌癌）に対する術後補助化学療法としてのシスプラチン＋イリノテカン療法のパイロット試験では登録された17名の小細胞肺癌患者（Ⅰ～ⅢA期）の3年生存割合は74％と報告されている[3]．

■ シスプラチン＋イリノテカン療法

シスプラチン	60 mg/m^2	1日目
イリノテカン	60 mg/m^2	1日目，8日目，15日目
4週ごと，4コース		

　現在，完全切除された病理病期Ⅰ～ⅢA期の高悪性度神経内分泌肺癌患者を対象として，シスプラチン＋エトポシド療法とシスプラチン＋イリノテカン療法を比較する第Ⅲ相試験（JCOG1205/1206試験）が進行中である[4]．

3) 予防的全脳照射（prophylactic cranial irradiation ; PCI）

　限局型小細胞肺癌において化学放射線療法後の完全奏効（CR）症例に対しては予防的全脳照射が勧められる．術後補助化学療法後の

B　小細胞肺癌の治療　71

予防的全脳照射に関しては，予防的全脳照射を推奨しているガイドラインもあるが，手術患者を含まない限局型小細胞肺癌を対象とした試験データを元にしたものであり，その意義は明確ではなく，標準治療として行うだけのエビデンスはない．

文献

1) Asamura H, et al. Neuroendocrine neoplasms of the lung: a prognostic spectrum. J Clin Oncol 2006;24:70-6
2) Tsuchiya R, et al. Phase II trial of postoperative adjuvant cisplatin and etoposide in patients with completely resected stage I-IIIa small cell lung cancer: the Japan Clinical Oncology Lung Cancer Study Group Trial (JCOG9101). J Thorac Cardiovasc Surg 2005;129:977-83
3) Kenmotsu H, et al. A pilot study of adjuvant chemotherapy with irinotecan and cisplatin for completely resected high-grade pulmonary neuroendocrine carcinoma (large cell neuroendocrine carcinoma and small cell lung cancer). Lung Cancer 2014;84:254-8
4) Eba J, et al. Lung Cancer Surgical Study Group of the Japan Clinical Oncology Group; Lung Cancer Study Group of the Japan Clinical Oncology Group. A Phase III trial comparing irinotecan and cisplatin with etoposide and cisplatin in adjuvant chemotherapy for completely resected pulmonary high-grade neuroendocrine carcinoma (JCOG1205/1206). Jpn J Clin Oncol 2014;44:379-82

2　限局型小細胞肺癌

1. 標準治療

　限局型小細胞肺癌に対する標準治療は化学放射線療法(同時併用)である．化学放射線療法後の完全奏効(CR)症例に対しては予防的全脳照射が勧められる．

1）化学療法単独と化学放射線療法

　限局型小細胞肺癌を対象にした化学療法単独と化学療法＋胸部放射線療法(化学放射線療法)の比較試験のメタアナリシスでは，化学療法単独群に対する化学放射線療法群の死亡の相対危険比(95％信頼区間)は0.86(0.78〜0.94)，3年生存割合は化学療法単独群8.9％，化学放射線療法群14.3％で，化学放射線療法が生存期間延長に寄与することが示されている[1]．

2）化学療法と胸部放射線療法のタイミング

　化学療法と胸部放射線療法のタイミングとして同時併用と逐次併

用を比較した第Ⅲ相試験（JCOG9104試験）では，同時併用群で予後が良好な傾向が示された[2]．タイミングに関するメタアナリシスは複数報告されており，プラチナ製剤を含む化学療法が実施されている比較試験での統合解析では，早期に胸部放射線療法を追加するほうが予後良好な結果である．

■ JCOG9104 試験結果

	患者数	腫瘍縮小割合	生存期間中央値	5年生存割合	p値
逐次併用	114	92%	19.7か月	18%	
同時併用	114	96%	27.5か月	24%	0.097

2. 化学療法

胸部放射線療法に同時併用する化学療法としては，シスプラチン＋エトポシド療法が広く使われている．

■ シスプラチン＋エトポシド療法

シスプラチン　　　80 mg/m²　　　1日目
エトポシド　　　　100 mg/m²　　　1日目～3日目
3～4週ごと（放射線療法併用中は4週ごと），4コース

シスプラチン＋エトポシド療法に他剤を加えることが試みられたが，シスプラチン＋エトポシド療法を凌駕する生存期間は得られていない．また，シスプラチン＋イリノテカン療法も検討されたが，シスプラチン＋エトポシド療法を上回る成績は得られなかった．

3. 胸部放射線療法

限局型小細胞肺癌に対する胸部放射線療法は，加速過分割照射療法が標準放射線照射法である．

■ 加速過分割照射療法

1日2回，45 Gy/30分割（3週間）

胸部放射線療法については，45 Gy/25分割，1日1回照射法と45 Gy/30分割，1日2回照射法（加速過分割照射）の比較試験が行われている．化学療法は，シスプラチン＋エトポシド療法が用いら

れている．生存期間中央値（19 か月 vs 23 か月），5 年生存割合（16％ vs 26％）と加速過分割照射で成績は良好であった[3]．

■ 1 日 1 回照射法と 1 日 2 回照射法の比較試験結果

	患者数	腫瘍縮小割合	生存期間中央値	5 年生存割合	p 値
1 日 1 回照射法	206	87％	19 か月	16％	
1 日 2 回照射法	211	87％	23 か月	26％	0.04

4. 予防的全脳照射（prophylactic cranial irradiation；PCI）

限局型小細胞肺癌に対する初回治療で CR が得られた場合，PCI を実施することが標準治療である．

■ 予防的全脳照射

1 日 1 回，25 Gy/10 分割（2 週間）

PCI の 7 つの比較試験のメタアナリシスにおいて PCI は CR 症例（限局型 847 名，進展型 140 名）に限れば，脳転移再発の頻度を著しく低下させるばかりでなく，死亡のリスクが減少し（ハザード比：0.84，95％信頼区間：0.73〜0.97，p＝0.01），3 年生存割合が 5.4％（15.3％から 20.7％に）上昇することが報告されている[4]．

PCI の線量は，25 Gy/10 分割が標準的に使用されている．線量として以前より 25〜30 Gy/10〜12 分割が広く用いられ，PCI の線量を比較する第Ⅲ相試験（25 Gy/10 分割 vs 36 Gy/18 分割または 24 分割）において脳転移再発の頻度は両群で差を認めず，生存はむしろ 36 Gy 群で不良な結果であった[5]．遅発性有害事象の観点から 1 回線量については 2.5 Gy を超えないことが望ましいとされている．

5. 高齢者

高齢者の限局型小細胞肺癌に対する化学放射線療法の意義は不明である．全身状態を考慮し，化学放射線療法（同時併用），化学放射線療法（逐次併用），化学療法単独を検討する．高齢者に対する PCI の意義についても不明である．高齢者に対する治療は，各患者の支援体制およびニーズも十分に考慮する必要がある．

74　Ⅲ　治療

6. PS 不良

　PS 不良（PS 3〜4）の限局型小細胞肺癌対する化学放射線療法の意義は不明である．PS 不良の原因が小細胞肺癌による場合，まずは化学療法の実施を検討する（進展型小細胞肺癌，PS 不良参照）．化学療法により PS（0〜2）が改善すれば，放射線療法を追加（後期併用，または逐次併用）することが勧められる．

文献

1) Pignon JP, et al. A meta-analysis of thoracic radiotherapy for small-cell lung cancer. N Engl J Med 1992;327:1618-24
2) Takada M, et al. PhaseⅢ study of concurrent versus sequential thoracic radiotherapy in combination with cisplatin and etoposide for limited-stage small-cell lung cancer: results of the Japan Clinical Oncology Group Study 9104. J Clin Oncol 2002;20:3054-60
3) Turrisi AT, 3rd, et al. Twice-daily compared with once-daily thoracic radiotherapy in limited small-cell lung cancer treated concurrently with cisplatin and etoposide. N Engl J Med 1999;340:265-71
4) Aupérin A, et al. Prophylactic cranial irradiation for patients with small-cell lung cancer in complete remission. Prophylactic Cranial Irradiation Overview Collaborative Group. N Engl J Med 1999;341:476-84
5) Le Péchoux C, et al. Standard-dose versus higher-dose prophylactic cranial irradiation (PCI) in patients with limited-stage small-cell lung cancer in complete remission after chemotherapy and thoracic radiotherapy (PCI 99-01, EORTC 22003-08004, RTOG 0212, and IFCT 99-01): a randomised clinical trial. Lancet Oncol 2009;10:467-74

3　進展型小細胞肺癌

1. 標準治療

　進展型小細胞肺癌に対する標準治療は化学療法単独である．
　進展型小細胞肺癌を対象に化学療法（シクロフォスファミド）とBSC（best supportive care）との比較試験において化学療法による生存期間の延長が示されている．

2. 化学療法

　化学療法としては，シスプラチン＋イリノテカン療法またはシスプラチン＋エトポシド療法が勧められる．

B 小細胞肺癌の治療 75

■シスプラチン＋イリノテカン療法

シスプラチン	60 mg/m²	1日目
イリノテカン	60 mg/m²	1日目，8日目，15日目

4週ごと，4コース

■シスプラチン＋エトポシド療法

シスプラチン	80 mg/m²	1日目
エトポシド	100 mg/m²	1日目〜3日目

3〜4週ごと，4コース

　進展型小細胞肺癌（70歳以下，PS 0〜2）を対象としたシスプラチン＋エトポシド療法とシスプラチン＋イリノテカン療法との比較試験（JCOG9511試験）においてシスプラチン＋エトポシド療法に比べ，シスプラチン＋イリノテカン療法による生存期間の延長（9.4か月 vs 12.8か月）を認めている[1]．

　海外においてもシスプラチン＋エトポシド療法とシスプラチン＋イリノテカン療法とを比較する試験がいくつか実施されたもののシスプラチン＋イリノテカン療法の優越性を示すに至っていない．しかし，プラチナ製剤＋イリノテカンとプラチナ製剤＋エトポシドの比較試験のメタアナリシスでは，プラチナ製剤＋イリノテカンにおいて奏効割合が高く，生存期間が長い傾向にあることが示されている[2]．

■JCOG9511 試験結果

	患者数	腫瘍縮小割合	生存期間中央値	1年生存割合	p値
シスプラチン＋エトポシド療法	77	52%	9.4か月	37.7%	
シスプラチン＋イリノテカン療法	77	65%	12.8か月	58.4%	0.002

> **! イリノテカンと UGT1A1**
>
> UGT1A1（UDP-glucuronosyltransferase1A1）はイリノテカンの活性代謝物である SN-38 の代謝に関与する酵素である．UGT1A1 をコードする遺伝子にはいくつかの遺伝子多型がある．2 つの遺伝子多型（UGT1A1*6, UGT1A1*28）について，いずれかをホモ接合体（UGT1A1*6/*6, UGT1A1*28/*28），または，いずれもヘテロ接合体（UGT1A1*6/*28）の患者では，UGT1A1 のグルクロン酸抱合能が低下し，SN-38 の代謝が遅延する．その結果，好中球減少や下痢などの有害事象発現の可能性が高くなることが報告されている．イリノテカンの投与量が 75 mg/m^2 を超える場合は有害事象が多く出現するため減量を考慮する必要があるとされているが，75 mg/m^2 以下では，重篤な毒性との関連が認められないとも報告されており，肺癌治療において測定は必須とは考えられていない．

3. 予防的全脳照射（prophylactic cranial irradiation；PCI）

進展型小細胞肺癌患者に対して PCI は勧められない．

初回化学療法に反応した進展型小細胞肺癌患者を対象に PCI の有用性を検討した比較試験が実施されている[3]．PCI 群のほうが，症状を伴う脳転移のリスクが低く（ハザード比：0.27，95％信頼区間：0.16〜0.44，$p<0.001$），生存期間中央値も 5.4 か月から 6.7 か月に延長した（ハザード比：0.68，95％信頼区間：0.52〜0.88，$p=0.003$）．しかし，この試験は，PCI 施行前に脳転移の有無が画像診断により確認されていたものが一部であり，症状のない脳転移を潜在的に対象に含むという問題がある．その他にも問題点がいくつか指摘されており，PCI の有効性が検証されたという点では疑問符が付く．

そのため，わが国においてプラチナ併用化学療法後に奏効を認めた脳転移のない進展型小細胞肺癌に対して PCI 施行群と PCI 未施行群とを比較する第III相試験が実施された．脳転移の出現頻度は有意に減少した（32.4％ vs 58.0％）ものの生存期間において PCI 施行群 10.1 か月，PCI 未施行群 15.1 か月と有効性を認めず（ハザード比：1.38，95％信頼区間：0.95〜2.02，$p=0.091$），早期無効中止となった．

4. 高齢者

　化学療法として，カルボプラチン＋エトポシド療法または分割シスプラチン＋エトポシド療法が勧められる．

■カルボプラチン＋エトポシド療法

```
カルボプラチン        AUC＝5          1日目
エトポシド            80 mg/m²        1日目〜3日目
3〜4週ごと，4コース
```

■分割シスプラチン＋エトポシド療法

```
シスプラチン          25 mg/m²        1日目〜3日目
エトポシド            80 mg/m²        1日目〜3日目
3〜4週ごと，4コース
```

　高齢者（70歳以上）または poor risk 患者（70歳以下の PS 3）に対して，3分割のシスプラチン＋エトポシド療法とカルボプラチン＋エトポシド療法を比較する第Ⅲ相試験（JCOG9702試験）が実施され，奏効割合（73% vs 73%）は同等であり，生存期間中央値（9.8か月 vs 10.6か月）にも差がなかった[1]．大量輸液が不要であるなどの利便性よりカルボプラチン＋エトポシド療法が汎用されている．

■JCOG9702試験結果

	患者数	腫瘍縮小割合	生存期間中央値	1年生存割合	p値
分割シスプラチン＋エトポシド療法	110	73%	9.8か月	35%	
カルボプラチン＋エトポシド療法	110	73%	10.6か月	41%	0.54

　カルボプラチン＋イリノテカン療法についてはカルボプラチン＋エトポシド療法との比較試験（JCOG1201試験）が現在進行中である．

5. PS 不良

　PS 3が含まれたいくつかの第Ⅲ相試験のサブセット解析から，PS 3の小細胞肺癌に対しては化学療法により PS の改善が認められ

78　Ⅲ　治療

る可能性が示唆されることから化学療法が勧められている.

■ カルボプラチン＋エトポシド療法

カルボプラチン	AUC＝5	1日目
エトポシド	80 mg/m²	1日目〜3日目

3〜4週ごと，4コース

■ 分割シスプラチン＋エトポシド療法

シスプラチン	25 mg/m²	1日目〜3日目
エトポシド	80 mg/m²	1日目〜3日目

3〜4週ごと，4コース

　PS 4の小細胞肺癌に対する化学療法のエビデンスはなく，その意義は不明である．リスク・ベネフィットの観点からは化学療法は勧められない.

文献

1）Noda K, et al. Irinotecan plus cisplatin compared with etoposide plus cisplatin for extensive small-cell lung cancer. N Engl J Med 2002;346:85-91

2）Jiang J, et al. A meta-analysis of randomized controlled trials comparing irinotecan/platinum with etoposide/platinum in patients with previously untreated extensive-stage small cell lung cancer. J Thorac Oncol 2010;5:867-73

3）Slotman B, et al; EORTC Radiation Oncology Group and Lung Cancer Group. Prophylactic cranial irradiation in extensive small-cell lung cancer. N Engl J Med 2007;357:664-72

4）Seto T, et al. Prophylactic cranial irradiation（PCI）has a detrimental effect on the overall survival（OS）of patients（pts）with extensive disease small cell lung cancer（ED-SCLC）: Results of a Japanese randomized phase Ⅲ trial. J Clin Oncol 2012;32: suppl. abstract 7503

5）Okamoto H, et al. Randomised phase Ⅲ trial of carboplatin plus etoposide vs split doses of cisplatin plus etoposide in elderly or poor-risk patients with extensive disease small-cell lung cancer: JCOG 9702. Br J Cancer 2007;97:162-9

4　セカンドライン以降の治療

1. 再発小細胞肺癌の分類

　初回治療後の再発小細胞肺癌は治療に対する反応性と予後の観点

B 小細胞肺癌の治療 79

から sensitive relapse と refractory relapse に分類される.

■Sensitive relapse と refractory relapse

sensitive relapse	初回化学療法により腫瘍縮小効果が認められ，かつ初回治療の終了から再発までの期間が長い（一般的に 60〜90 日以上経過して再発）場合，再発時の化学療法の効果が期待しやすい
refractory relapse	sensitive relapse 以外の場合，化学療法の効果が乏しく，予後不良である

2. Sensitive relapse に対する治療

• sensitive relapse に対しては化学療法を行うことが勧められる.

■ノギテカン療法

ノギテカン	1.0 mg/m^2	1 日目〜5 日目
3 週ごと		

*海外においては 1.5 mg/m^2 が用いられている.

■シスプラチン＋エトポシド＋イリノテカン療法

シスプラチン	25 mg/m^2	1 日目，8 日目
エトポシド	60 mg/m^2	1 日目〜3 日目
イリノテカン	90 mg/m^2	8 日目
G-CSF	1 コース目の 9 日目以降連日投与（抗癌剤投与日以外）	
2 週ごと（2 週間を 1 コースとして），5 コース		

■アムルビシン療法

アムルビシン	40 mg/m^2	1 日目〜3 日目
3 週ごと		

■イリノテカン療法

イリノテカン	60〜100 mg/m^2	1 日目，8 日目，15 日目
4 週ごと		

sensitive relapse の再発小細胞肺癌を対象にした化学療法（ノギテカン）と BSC（best supportive care）との比較試験において化学療法による生存期間の延長が示されている[1]. その他いくつかの第III相試験においてノギテカンの有効性が示され，海外においてはノギ

テカンが標準治療とみなされている.

　国内においてノギテカン療法とシスプラチン＋エトポシド＋イリノテカン療法を比較した第Ⅲ相試験においてノギテカン療法に比べ，シスプラチン＋エトポシド＋イリノテカン療法による生存期間の延長（12.5か月 vs 18.2か月，ハザード比：0.67，95％信頼区間：0.51〜0.88，p＝0.0079）を認めている[2].　3剤併用療法が可能な患者に対してはシスプラチン＋エトポシド＋イリノテカン療法が勧められる.

　その他，イリノテカン療法やアムルビシン療法の第Ⅱ相試験の結果も報告されているが，第Ⅲ相試験での有効性は確認されていない.　また，初回化学療法と同じ化学療法を実施する re-challenge の有効性を示唆する報告もあるが，前向きに検討した報告はなく，その意義は確立していない.　これらは標準治療とまではいえず，治療法の選択肢の1つである.

3. Refractory relapse に対する治療

　refractory relapse に対しては全身状態を十分考慮したうえで化学療法を検討する.

■アムルビシン療法

アムルビシン 3週ごと	40 mg/m²	1日目〜3日目

　再発小細胞肺癌に対するノギテカン療法とアムルビシン療法とを比較した第Ⅲ相試験のサブセット解析では refractory relapse においてノギテカン療法に比べ，アムルビシン療法の生存期間中央値が良好な傾向にあった[3]（5.7か月 vs 6.2か月，ハザード比：0.766，95％信頼区間：0.589〜0.997，p＝0.047）.　また，国内で実施された refractory relapse の再発小細胞肺癌に対する検証的な第Ⅱ相試験が実施され，奏効割合 32.9％，生存期間中央値 8.9か月（95％信頼区間：7.6〜11.3か月）であった[4].　国内においてはこれらの結果をもとに refractory relapse に対してはアムルビシン療法がみなし標準治療と考えられている.

文献

1) O'Brien ME, et al. PhaseⅢ trial comparing supportive care alone with supportive care with oral topotecan in patients with relapsed small-cell lung cancer. J Clin Oncol 2006;24:5441-7
2) Goto K, et al. A randomized phase Ⅲ study of cisplatin (CDDP), etoposide (ETOP) and irinotecan versus topotecan as second-line chemotherapy in patients with sensitive relapsed small-cell lung cancer (SCLC): Japan Clinical Oncology Group study JCOG0605. J Clin Oncol 2014;32:5s(suppl; abstr 7504)
3) von Pawel J, et al. Randomized phase Ⅲ trial of amrubicin versus topotecan as second-line treatment for patients with small-cell lung cancer. J Clin Oncol 2014;32:4012-9
4) Murakami H, et al. A single-arm confirmatory study of amrubicin therapy in patients with refractory small-cell lung cancer: Japan Clinical Oncology Group Study (JCOG0901). Lung Cancer 2014;84:67-72

（軒原　浩）

C 非小細胞肺癌の治療

1 臨床病期Ⅰ期非小細胞肺癌

1. 臨床病期Ⅰ期非小細胞肺癌の治療成績

■2002年の肺癌治療例の全国集計に関する報告[1]

- 治療法別の予後の比較には，臨床病期分類での治療成績を用いる.
- 手術治療の5年生存割合は，ⅠA期80.5%，ⅠB期60.2%.
- 非手術治療の5年生存割合は，ⅠA期37.1%，ⅠB期15.2%.

2. 治療の際に考慮すべき臨床病期Ⅰ期肺癌の臨床病理学的特徴

① FDG-PETを含めた術前評価後も，約20%に病理学的にリンパ節転移が認められる[3].
② 経気腔性腫瘍進展（STAS；spread through air spaces）
- 近年着目されている病理学的特徴[4].
- 主病巣から微小な娘病巣（次頁図：矢印）が経気腔性に進展する.
- 縮小手術後の切除断端再発の一因となる.

■ 肺腺癌の腫瘍辺縁部

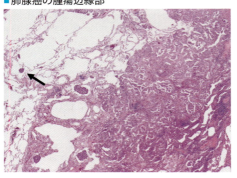

3. ガイドラインおよびエビデンス
■ 臨床病期Ⅰ期非小細胞肺癌の治療方針
臨床病期Ⅰ期の治療

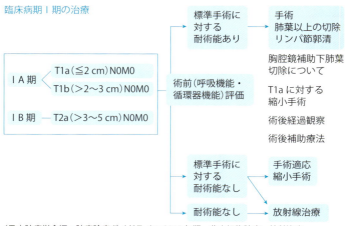

(日本肺癌学会編:肺癌診療ガイドライン2015年版. 非小細胞肺癌. 外科治療
URL:http://www.haigan.gr.jp/guideline/2015/2/150002010100.html#a2-1-1-_02 より)

1) 臨床病期Ⅰ期非小細胞肺癌に対する治療

- 臨床病期Ⅰ期非小細胞肺癌で外科切除可能な患者には外科切除を行うよう勧められる．（グレード A）[2]

- 耐術能を有する例に対しては，手術が第一選択．
- 標準術式は，肺葉切除以上の切除＋リンパ節郭清．
- NCCN，ACCP など欧米の主要なガイドラインでも同様の方針．
- 縮小手術：唯一のランダム化比較試験である LCSG-821 試験[5]において縮小手術の有用性が示されていない．

2) 肺葉切除術 vs 縮小手術

■ 肺葉切除術と縮小手術を比較した唯一のランダム化比較試験[5]

LCSG（Lung Cancer Study Group）-821 試験（1982 年 2 月〜1988 年 11 月）

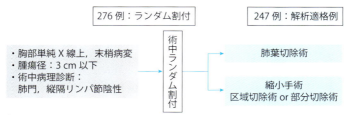

- 5 年全生存割合は，肺葉切除術群で約 60％，縮小手術群で約 40％（$p=0.088$）．
- 縮小手術群の局所再発の頻度は，肺葉切除術群の約 3 倍（$p=0.008$）．
- 20 年以上前の試験であること，CT 画像の質の問題，症例集積が遅かったこと（約 7 年間で 276 例），対象の多くは腫瘍径が 2 cm より大きかったこと，部分切除術が多く含まれていること，優越性のデザインであったこと，などの問題点がある．

4. 日常臨床における治療方針検討の実際

治療方針は，手術リスク（①無〜低手術リスク例，②高手術リスク例，③手術不可能例）に応じて検討する．

1) 無〜低手術リスク例

- 臨床病期Ⅰ期非小細胞肺癌で外科切除可能な患者に対する術式は，肺葉以上の切除を行うよう勧められる．（グレード A）[2]

- 標準治療は，肺葉切除以上の切除＋リンパ節郭清.
- 積極的縮小手術としての区域切除術は，現時点では時期尚早.

> **！ 肺癌に対する縮小手術の有用性の検証**
>
> ■ **肺切除範囲の縮小**
>
> 末梢の小型（2 cm 以下）肺癌に対して，積極的縮小手術の有用性についての検証がなされている．本邦にて，肺葉切除術と区域切除術のランダム化比較試験が施行されているが（JCOG 0802 試験，JCOG 治療開発マップ[7]を参照），2014 年 10 月をもって約 1,100 例の登録が終了した．また，米国でも同様の試験が施行されている（CALGB 14503 試験）．これらの試験の結果によっては，将来，肺癌に対する標準術式が変わる可能性がある．
>
> ■ **リンパ節郭清範囲の縮小**
>
> 肺癌に対するリンパ節郭清は，肺門，上縦隔および下縦隔リンパ節を郭清することが標準ではあるが，その郭清範囲についても，縮小可能か否かの検証がなされている．米国で行われた ACOSOG Z0030 試験では，系統的リンパ節郭清群と，サンプリング群の比較がなされ，予後は同等であるが，系統的リンパ節郭清群で N2 の発見頻度が高く，系統的リンパ節郭清をなお，推奨するとされた．今後さらなる検証が必要である．

2）高手術リスク例[6]

> - 臨床病期Ⅰ期非小細胞肺癌で外科切除が可能であるが肺葉以上の切除が不可能な患者には，縮小切除（区域切除または楔状切除）を行うことを考慮してもよい．（グレード C1)[2]

- 肺機能障害例，その他の主要臓器機能障害例.
- （超）高齢者や再手術例，多発肺癌例なども含められる.
- 妥協的縮小手術の適応.
- 区域切除術のほうが予後良好であるとされるが，（肺門部の血管，気管支の処理を必要とするため）手術侵襲は高い[6]（いずれの術式が妥当であるかは，今後の検討課題である）.
- 状況により，放射線治療についても検討[6].

3）手術不可能例

> - 医学的な理由で手術できないⅠ～Ⅱ期非小細胞肺癌には，根治的放射線治療の適応があり，行うように勧められる．（グレード B)[2]

- 放射線治療を検討.
- この群についての放射線治療と無治療経過観察とのランダム化比較試験はない.

> **⚠ 肺癌に対する胸腔鏡下肺葉切除術について**
>
> 臨床病期Ⅰ期非小細胞肺癌に対する胸腔鏡補助下肺葉切除は，科学的根拠は十分ではないが行うことを考慮してもよい．（グレードC1）[2]

肺癌に対する標準手術は肺葉切除＋リンパ節郭清である．そのアプローチ法として，各種の開胸法，胸腔鏡がある．これまでのところ，肺癌に対する胸腔鏡下肺葉切除術は，開胸肺葉切除術より低侵襲であるとされてはいるが，いまだ十分な検証がなされてはいない.

5. 浸潤性の少ない高分化型腺癌に対する術式

- 高分解能CTでのすりガラス主体の結節(subsolid nodule)は，浸潤性の少ない高分化型腺癌の特徴像.
- 特に，C/T比が0.5以下の病変は，縮小手術のよい適応であると考えられる.

■subsolid nodule におけるC/T比

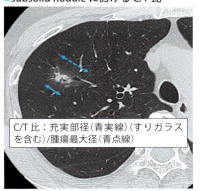

C/T比：充実部径（青実線）（すりガラスを含む）/腫瘍最大径（青点線）

- すりガラス主体の肺腺癌に対する縮小手術の妥当性を検証するための臨床試験がなされている(JCOG治療開発マップ[7]を参照).

文献

1) 澤端章好, 他. 2002年の肺癌治療例の全国集計に関する報告. 日呼外会誌 2010;24:110-24
2) 日本肺癌学会, 編. EBMの手法による肺癌診療ガイドライン 2015年版. https://www.haigan.gr.jp/modules/guideline/index.php?content_id=3
3) Miyasaka Y, et al. The maximum standardized uptake value of fluorodeoxyglucose positron emission tomography of the primary tumour is a good predictor of pathological nodal involvement in clinical N0 non-small-cell lung cancer. Eur J Cardiothorac Surg 2013;44:83-7
4) Kadota K, et al. Tumor spread through air spaces is an important pattern of invasion and impacts the frequency and location of recurrences after limited resection for small stage I lung adenocarcinomas. J Thorac Oncol 2015;10: 806-14
5) Ginsberg RJ, et al. Randomized trial of lobectomy versus limited resection for T1 N0 non-small cell lung cancer. Lung Cancer Study Group. Ann Thorac Surg 1995;60:615-22
6) De Ruysscher D, et al. Surgical and nonsurgical approaches to small-size nonsmall cell lung cancer. Eur Respir J 2014;44:483-94
7) JCOG肺癌外科グループ. 肺がん治療開発マップ 2014.7. http://www.jcog.jp/basic/map/LCSSG_20140716.pdf

（中川加寿夫）

2　II期非小細胞肺癌

1. TNM分類（第7版）

原発性肺癌におけるTNM病期分類の中で，II期に相当するものを図に示す．II期は主に，肺門・肺内リンパ節転移陽性（N1）症例，リンパ節転移を伴わない胸壁などの周囲臓器浸潤症例などが相当し，IIA期およびIIB期に分けられる．

■ II期TNM分類

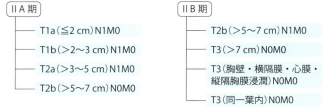

2. II期非小細胞肺癌の治療

肺癌診療ガイドライン[1]に基づき，II期非小細胞肺癌は以下のように治療される．

■II期非小細胞肺癌の治療

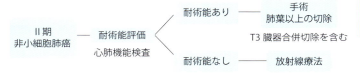

① 呼吸機能・心機能を含めた耐術能の治療前評価を行う．
　→N1非小細胞癌手術治療においては，約40%で，二肺葉切除もしくは片肺全摘術が必要となる可能性が指摘されており[2]，術前の心肺機能の評価を十分に行う必要がある．
② 耐術能があれば外科切除が勧められる．
③ 耐術能がなければ放射線治療を考慮する．
④ 術式：肺葉以上の切除＋肺門縦隔リンパ節郭清．
　→T3症例では胸壁などの周囲浸潤臓器の合併切除も伴う．N1非小細胞肺癌では片肺全摘術を要する頻度が高い[2-6]ことを術前から念頭に置いておく．肺機能を温存する目的で，気管支や肺動脈形成などによって片肺全摘を回避することも考慮する．
　以下に，N1非小細胞肺癌に対する片肺全摘術の頻度を表に挙げる．

■N1非小細胞肺癌切除例に対する片肺全摘術の頻度

著者（年）	片肺全摘術の頻度
Martini（1992）[3]	31%
Yano（1994）[4]	32%
van Velzen（1997）[5]	63%
Watanabe（2005）[2]	26%
Cerfolio（2007）[11]	16%

⑤ 一方で，N1非小細胞肺癌の外科切除において，約10%に非切除因子（播種や局所進行など）によって，切除不能となる可能性がある[2]．

⑥手術にて完全切除が得られたならば，術後補助化学療法（シスプラチン併用）を行うよう勧められる．

⑦肺尖部胸壁浸潤肺癌（T3N0M0：ⅡB）に対しては，術前導入化学放射線同時併用療法ののち手術加療を行う多モダリティー治療[7,8]が勧められる．また，腫瘍の局在により手術アプローチの工夫が必要になる[9,10]．

1）肺尖部胸壁浸潤肺癌に対する多モダリティー治療の第Ⅱ相試験の成績

著者	対象	症例数	レジメン	5年生存率
Rusch （SWOG9416）[7]	T3/4N0/1	111	PE/RT（45 Gy）→ S → PE	44%
Kunitoh （JCOG9806）[8]	T3/4N0/1	76	MVP/RT（45 Gy）→ S	56%
Kernstine （SWOG S0220）[9]	T3/4N0/1	44	PE/RT（45 Gy）→ S → D	61%（3年生存率）

P：cisplatin, E：etoposide, RT：radiotherapy, S：surgery, M：mitomycin, V：vindesine, D：docetaxel

2）肺尖部胸壁浸潤肺癌に対する手術アプローチの工夫

ⅰ）後方アプローチ法[10]：主に肋骨後方・椎体浸潤のある際に用いる．高位後側方切開．

ⅱ）前方アプローチ法[11]：主に鎖骨下動静脈への浸潤が疑われる際に用いる．鎖骨下のスペースを展開する．

3. Ⅱ期非小細胞肺癌の切除後成績

■5年生存率（肺癌登録合同委員会による本邦での2004年肺癌外科切除例からの成績[12]）

臨床病期	病理病期
ⅡA期：54.5% ⅡB期：46.4%	ⅡA期：61.6% ⅡB期：49.8%

文献

1）日本肺癌学会. EBMの手法による肺癌診療ガイドライン2014年版. 金原出版, 2014（2015年版 https://www.haigan.gr.jp/modules/guideline/index.php?content_id=3）

2）Watanabe S, et al. Problems in diagnosis and surgical management of clinical N1 non-small cell lung cancer. Ann Thorac Surg 2005;79:1682-5

C 非小細胞肺癌の治療 89

3) Martini N, et al. Survival after resection of stage II non-small cell lung cancer. Ann Thorac Surg 1992;54:460-6
4) Yano T, et al. Surgical results and prognostic factors of pathologic N1 disease in non-small-cell carcinoma of the lung. J Thorac Cardiovasc Surg 1994;107:1398-402
5) van Velzen E, et al. Lymph node type as a prognostic factor for survival in T2 N1 M0 non-small cell lung carcinoma. Ann Thorac Surg 1997;63:1436-40
6) Cerfolio RJ, et al. Predictors of survival and disease-free survival in patients with resected N1 non-small cell lung cancer. Ann Thorac Surg 2007;84:182-8
7) Rusch VW, et al. Induction chemoradiation and surgical resection for superior sulcus non-small-cell lung carcinomas: long-term results of Southwest Oncology Group trial 9416 (Intergroup trial 0160). J Clin Oncol 2007;25:313-8
8) Kunitoh H, et al. Phase II trial of preoperative chemoradiotherapy followed by surgical resection in patients with superior sulcus non-small-cell lung cancers: report of Japan Clinical Oncology Group trial 9806. J Clin Oncol 2008;26:644-9
9) Kernstine KH, et al. Trimodality therapy for superior sulcus non-small cell lung cancer: Southwest Oncology Group-Intergroup trial S0220. Ann Thorac Surg 2014;98:402-10
10) Shaw RR, et al. Treatment of the superior sulcus tumor by irradiation followed by resection. Ann Surg 1961;154:29-40
11) Grunenwald D, et al. Transmanubrial osteomuscular sparing approach for apical chest tumors. Ann Thorac Surg 1997;63:563-6
12) Sawabata N, et al. Japanese lung cancer registry study of 11,663 surgical cases in 2004. Demographic and prognosis changes over decade. J Thorac Oncol 2011;6:1229-35.

(櫻井裕幸)

3 III期非小細胞肺癌

1. 切除可能III期肺癌

- 肺葉切除可能な N2 III A 期に対して，術前化学放射線療法を考慮してもよい.

- INT-0139 試験では肺葉切除実施したサブグループ解析で外科切除追加の有用性が示唆されている[1].
- WJTOG9903 では術前化学放射線療法の忍容性は良好であった[2].

2. 切除不能III期肺癌

1) 根治的放射線治療

- N2 III A 期，多発結節，対側肺門リンパ節転移を除く III B 期は根治的放射線治療の適応がある.

- 高齢者や PS 不良例を除き，根治的放射線治療と化学療法の併用が可能な患者にはプラチナを含む化学放射線療法を行うのが標準である [3)].
- 通常分割照射法（1.8～2.0 Gy/回，30～35 回）では最低 60 Gy を合計線量とするよう推奨される.
- 74 Gy の高線量は行わないよう推奨される.

> :exclamation: **RTOG 0617** [4)]
> 高線量（74 Gy）群は標準線量（60 Gy）群と比べ，56%死亡リスクが高かった.
> 高線量群は 37%局所再発リスクが高かった.
> 高線量群では食道炎が多く発生した（21% vs 7%）.

- 放射線治療は予防的リンパ節照射（elective nodal irradiation；ENI）を省く病巣部照射野（involved field radiation therapy；IFRT）を用いた高線量を勧めるだけの根拠は不明確である.

> :exclamation: **ENI vs IFRT**
> 比較的小規模な研究からの報告では IFRT は ENI と比較して食道炎などの有害事象が少なく，局所制御においても劣らないとしている.
> 現在のところ IFRT で治療成績が向上するエビデンスは不十分であり，IFRT の適応は目的を明確にし，実施することが重要である.
> 例えば，線量増加を意図した臨床試験などや，ENI を含めると安全性が担保できない場合などで IFRT を実施する.

- 放射線治療計画には CT シミュレーションによる三次元治療計画を行うよう推奨される.
- できる限り実測値に近い計算アルゴリズムを用いた不均質補正を用い，三次元的な線量分布を常に検討することが推奨される.

C 非小細胞肺癌の治療 **91**

■ 標的体積

GTV		肺野条件 CT で認められる原発巣＋腫大したあるいは PET 陽性で転移が疑われる肺門，縦隔，鎖骨上窩リンパ節．気管支鏡で認められ画像で捉えられない浸潤範囲を含む．
CTV	ENI	同側肺門，気管分岐下リンパ節から上縦隔リンパ節までを含める．対側肺門は CTV に含めない．
	IFRT	GTV＋0.5〜1.5 cm.
PTV		呼吸性の体内臓器移動などによる体内マージンを確認し，さらに0.5 cm 程度のセットアップマージンをつける．

- リスク臓器：脊髄，肺，食道，心臓，気管，気管支，大血管，腕神経叢，肋骨．
- 化学放射線療法では放射線治療の休止期間を置かないよう推奨される．
- 同時併用する化学療法レジメンはプラチナ製剤（シスプラチンまたはカルボプラチン）と第 3 世代抗癌剤（パクリタキセル，ドセタキセル，ゲムシタビン，ビノレルビン，イリノテカン）が標準である．

⚠️ **OLCSG0007**
OLCSG0007 では切除不能 III 期非小細胞肺癌を対象に MVP（マイトマイシン，ビンデシン，シスプラチン）＋放射線治療群と DP（ドセタキセル，シスプラチン）＋放射線治療群を比較検討し，DP 併用同時化学放射線療法は MVP 療法に代わりうる治療法であることを示した[5]．

⚠️ **WJTOG0105**
WJTOG0105 では MVP＋放射線治療群と CP（カルボプラチン＋パクリタキセル）＋放射線治療群では全生存期間の非劣性は証明できなかった．しかし，CP＋放射線治療群では有害事象が軽微であったことから，CP 併用同時化学放射線療法は標準治療の 1 つとされた[6]．

- 化学放射線療法の適応とならない症例には無症状であっても根治的放射線治療単独の適応があり，行うよう推奨される．
- 放射線治療単独の場合，通常線量分割で少なくとも 60 Gy を行うよう推奨される．

RTOG7301

RTOG7301 では総線量 40, 50, 60 Gy をランダム化比較し, 照射野内再発割合に線量依存性があった[7].

メタアナリシス

5 つのランダム化比較試験を統合したメタアナリシスでは 60 Gy 以下の領域では線量が正常組織反応および局所制御割合と相関した[8].

- 放射線治療単独では休止期間をおかないよう推奨される.
- 高齢者でも全身状態が良好であれば, 化学放射線療法は選択肢の1つとして勧められる.

JCOG0301[9]

71 歳以上の高齢者を対象に CBDCA（カルボプラチン）＋放射線治療群と放射線単独治療群をランダム化比較した試験.
高齢者の局所進行非小細胞肺癌症例で化学療法可能症例において放射線治療単独に比較して同時併用化学放射線療法が優れていることを初めて明らかにした.

文献

1) Albain K S, et al. Radiotherapy plus chemotherapy with or without surgical resection for stageⅢ non-small-cell lung cancer: a phase Ⅲ randomised controlled trial. Lancet 2009;374:379-86

2) Katakami N, et al. A phase 3 study of induction treatment with concurrent chemoradiotherapy versus chemotherapy before surgery in patients with pathologically confirmed N2 stage ⅢA nonsmall cell lung cancer（WJ-TOG9903）. Cancer 2012;118:6126-35

3) Non-small Cell Lung Cancer Collaborative Group. Chemotherapy in non-small cell lung cancer: a meta-analysis using updated data on individual patients from 52 randomised clinical trials. BMJ 1995;311:899-909.

4) Bradley JD, et al. Standard-dose versus high-dose conformal radiotherapy with concurrent and consolidation carboplatin plus paclitaxel with or without cetuximab for patients with stage ⅢA or ⅢB non-small-cell lung cancer（RTOG 0617）: a randomised, two-by-two factorial phase 3 study. Lancet Oncol 2015;16:187-99

5) Segawa Y, et al. PhaseⅢ trial comparing docetaxel and cisplatin combination chemotherapy with mitomycin, vindesine, and cisplatin combination chemotherapy with concurrent thoracic radiotherapy in locally advanced non-small-cell lung cancer: OLCSG 0007. J Clin Oncol 2010;28:3299-306

6) Yamamoto N, et al. PhaseⅢ study comparing second- and third-generation regimens with concurrent thoracic radiotherapy in patients with unresect-

C 非小細胞肺癌の治療　93

　　able stageⅢ non-small-cell lung cancer: West Japan Thoracic Oncology Group WJTOG0105. J Clin Oncol 2010;28:3739-45
7) Perez CA, et al. Long-term observations of the patterns of failure in patients with unresectable non-oat cell carcinoma of the lung treated with definitive radiotherapy. Report by the Radiation Therapy Oncology Group. Cancer 1987;59:1874-81
8) Singer JM, et al. Radiobiological prediction of normal tissue toxicities and tumour response in the radiotherapy of advanced non-small-cell lung cancer. Br J Cancer 1998;78:1629-33
9) Atagi S, et al. Thoracic radiotherapy with or without daily low-dose carboplatin in elderly patients with non-small-cell lung cancer: a randomised, controlled, phase 3 trial by the Japan Clinical Oncology Group (JCOG0301). Lancet Oncol 2012;13:671-8

〈関井修平・伊藤芳紀〉

4　Ⅳ期非小細胞肺癌

a 肺扁平上皮癌

■肺扁平上皮癌の一次治療のアルゴリズム[1]

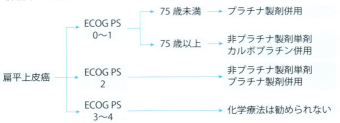

注) ただし緩和治療については，PSの如何に関わらず，必要に応じ癌治療と併行して行う．

(日本肺癌学会：肺癌診療ガイドライン2015年版．非小細胞肺癌．Ⅳ期非小細胞肺癌の1次治療 URL：https://www.haigan.gr.jp/guideline/2015/2/150002050100.html#a2-5-1_02より)

1. 初回治療

■シスプラチン(CDDP)レジメン

CDDP 80 mg/m² day1＋ゲムシタビン(GEM)　1,000 mg/m² day1, 8　q3w
CDDP 80 mg/m² day1＋ドセタキセル(DTX)　60 mg/m² day1 q3w
CDDP 60 mg/m² day1＋S-1 40 mg/m²，day1〜21 q4〜5w

■カルボプラチン（CBDCA）レジメン

CBDCA（AUC＝6）day1＋パクリタキセル（PTX）　200 mg/m² day1 q3w
CBDCA（AUC＝5）day1＋GEM　100 mg/m² day1, 8 q3w
CBDCA（AUC＝5）day1＋S-1　40 mg/m² day1～14 q3w
CBDCA（AUC＝6）day1＋ナブパクリタキセル（nab-PTX）　100 mg/m² day1, 8, 15 q3w

- 細胞傷害性抗癌剤では，奏効率（RR）や生存率の点において，2剤併用＞単剤，プラチナ併用≧ノンプラチナ併用，第3世代抗癌剤との併用＞第2世代抗癌剤との併用，という報告がなされており，プラチナ製剤と第3世代抗癌剤の2剤併用療法が主流となっている．
- サイクル数においては，3または4サイクルと6サイクルを比較したところ，1年生存率や全生存期間（OS）は同等で，毒性は前者が軽いとの報告がある．
- PEMに関しては効果がやや劣る，BEVに関しては肺胞出血などの出血リスクが増加する，といった報告があることから，肺扁平上皮癌においての使用は推奨されない．

■非小細胞肺癌を対象とした第Ⅲ相試験の肺扁平上皮癌に関する成績

試験名	登録期間（年）	治療レジメン	症例数（人）	奏効率（％）	PFSまたはTTP（月）	MST（月）
JMDB[2]	2004～2005	CDDP＋GEM	863（229）	28.2	5.1（5.5）*	10.3（10.8）*
		CDDP＋PEM	862（244）	30.6	4.8（4.4）	10.3（9.4）
LETS[3, 4]	2006～2008	CBDCA＋PTX	281（59）	29（20）*	4.8（4.9）	13.3（10.6）
		CBDCA＋S-1	282（55）	20（15）	4.1（4.4）	15.2（14）
CA031[5]	2007～2009	CBDCA＋nab-PTX	521（229）	33（41）	6.3（5.6）	12.1（10.7）
		CBDCA＋PTX	531（221）	25（24）	5.8（5.7）	11.2（9.5）

※ PFS：progression free survival, TTP：time to progression, MST：median survival time
＊各列の（　）内は扁平上皮癌患者に関する数値

C 非小細胞肺癌の治療　95

2. 二次治療以降

■ 推奨レジメン

DTX 60 mg/m² day1 q3w
※オプションとしてエルロチニブ　150 mg/day p.o. daily

- 本邦における DTX の承認用量は 60 mg/m² であるが，これは国内第 II 相試験で RR 18.2%，MST 7.8 か月と，海外第 III 相試験の DTX 75 mg/m² と同等の効果を示したためである．
- 既治療の非小細胞肺癌患者に対してエルロチニブ（ERL）群がプラセボ群と比べて，OS で優越性を示したものの（BR.21 試験），DTX 群との比較では，OS，PFS ともに DTX 群のほうが ERL 群より良好な結果であった（TAILOR 試験）．
- 2 剤併用療法は臨床試験以外では行うよう勧めるだけの科学的根拠が明確でない．

■ 既治療の非小細胞肺癌患者を対象とした第 III 相試験の成績

試験名	登録期間(年)	治療レジメン	症例数(人)	奏効率(%)	PFS または TTP(月)	MST(月)
TAX317[6]	1994〜1998	DTX 75 mg/m² DTX 100 mg/m² BSC	55 49 100	7.1 7.1 —	2.4 1.5	7.5 5.9 4.6
BR.21[7]	2001〜2003	ERL BSC	488(144)* 243(78)	8.9 <1	2.2 1.8	6.7 4.7
TAILOR[8]	2007〜2012	DTX ERL	110(23) 109(31)	15.5 3.0	2.9 2.4	8.2 5.4

*（　）内は扁平上皮癌患者数

3. 高齢者（75 歳以上）の治療

■ 推奨レジメン

DTX 60 mg/m² day1 q3w
GEM 1,000 mg/m² day1, 8, 15 q4w
VNR 25 mg/m² day1, 8 q3w
※オプションとして CBDCA 併用療法

- 海外において BSC と比較して VNR が有効であること，VNR と比較して GEM が同様の有効性を示すことが確認されており，本邦

でのWJTOG9904試験では，OSにおいてDTX群がVNR群に対し良好な成績を示したことから，高齢者に対する標準治療はDTXをはじめとした第3世代抗癌剤単剤と考えられる.

- プラチナ製剤併用療法については第Ⅱ相試験や第Ⅲ相試験のサブセットから様々な報告がなされてきたが，明確な結論には至っていない.
- IFCT0501試験ではCBDCA＋weekly PTX併用群が単剤群に比べて優越性を示したが，「この成績は本邦での単剤治療の成績を大きく上回っているとは言えない」「併用群における治療関連死が4.4％と高い」「投与量が本邦における標準的なものとは異なっている」といった問題点が指摘されている.

■ 高齢者の非小細胞肺癌患者を対象とした第Ⅲ相試験の成績

試験名	登録期間（年）	治療レジメン	症例数（人）	奏効率（%）	PFSまたはTTP（月）	MST（月）
ELVIS[9]	1996～1997	VNR	76（36）*	20	—	6.4
		BSC	78（33）	—	—	4.2
MILES[10]	1997～2000	VNR	233（102）	18	4.1	8.3
		GEM	233（99）	16	3.9	6.5
		VNR＋GEM	232（114）	21	4.4	6.9
WJTOG99041[11]	2000～2003	VNR	91（31）	10	3.1	9.9
		DTX	88（26）	23	5.5	14.3
IFCT05011[12]	2006～2009	CBDCA＋PTX	225（77）	29	6.0	10.3
		VNRまたはGEM	226（74）	11	2.8	6.2

※上記の試験の対象年齢は全て70歳以上　　*（　）内は扁平上皮癌患者数

4. 維持療法

プラチナ製剤併用療法4コース後，病勢増悪を認めず毒性も忍容可能なものに対してswitch maintenance, continuation maintenance ともに行うよう勧めるだけの根拠が明確ではない.

5. 今後の展望

■ ネダプラチン（NDP；nedaplatin）

腎毒性が軽減された第2世代のプラチナ製剤. 未治療の進行もしくは再発の肺扁平上皮癌患者を対象として行われた WJOG5208 試験において, CDDP＋DTX の併用療法群（MST 11.4 か月）に比べ, NDP＋DTX の併用療法群（MST 13.6 か月）が有意に生存を延長した[13]. この結果から, 今後 NDP＋DTX の併用レジメンが標準治療として加わることが予想される.

■ ニボルマブ（nivolumab）

PD-1 に対する完全ヒト型 IgG4 モノクローナル抗体. 既治療の進行肺扁平上皮癌患者を対象として行われた CheckMate-017 試験において, DTX 群（MST 6.0 か月）に比べ, ニボルマブ群（MST 9.2 か月）が有意に生存を延長することが明らかとなり[14], 海外に続いて本邦においても 2015 年 12 月に効能追加承認を受けた.

ニボルマブ 3 mg/kg day1 q2w

■ ネシツムマブ（necitumumab）

EGFR に対する完全ヒト型 IgG1 モノクローナル抗体. 未治療の進行肺扁平上皮癌を対象とした SQUIRE 試験において, CDDP＋GEM 併用療法群（MST 9.9 か月）に比べ, CDDP＋GEM＋ネシツムマブ併用療法群（MST 11.5 か月）が有意に生存を延長した[15]. 扁平上皮癌の数少ない治療薬の選択肢の1つとして承認されることが予想される.

文献

1) 日本肺癌学会編. EBM の手法による肺癌診療ガイドライン 2014 年版. 金原出版, 2014;104-49（2015 年版 https://www.haigan.gr.jp/modules/guideline/index.php?content_id=3）
2) Scagliotti GV, et al. PhaseⅢ study comparing cisplatin plus gemcitabine with cisplatin plus pemetrexed in chemotherapy-naive patients with advanced-stage non-small-cell lung cancer. J Clin Oncol 2008;26:3543-51
3) Okamoto I, et al. Phase III trial comparing oral S-1 plus carboplatin with paclitaxel plus carboplatin in chemotherapy-naive patients with advanced non-small-cell lung cancer: results of a west Japan oncology group study. J Clin

Oncol 2010;28:5240-6

4）Yoshioka H, et al. Efficacy and safety analysis according to histology for S-1 in combination with carboplatin as first-line chemotherapy in patients with advanced non-small-cell lung cancer: updated results of the West Japan Oncology Group LETS study. Ann Oncol 2013;24:1326-31

5）Socinski MA, et al. Weekly nab-paclitaxel in combination with carboplatin versus solvent-based paclitaxel plus carboplatin as first-line therapy in patients with advanced non-small-cell lung cancer: final results of a phase Ⅲ trial. J Clin Oncol 2012;30:2055-62

6）Shepherd FA, et al. Prospective randomized trial of docetaxel versus best supportive care in patients with non-small-cell lung cancer previously treated with platinum-based chemotherapy. J Clin Oncol 2000;18:2095-103

7）Shepherd FA, et al. Erlotinib in previously treated non-small-cell lung cancer. N Engl J Med 2005;353:123-32

8）Garassino MC, et al. Erlotinib versus docetaxel as second-line treatment of patients with advanced non-small-cell lung cancer and wild-type EGFR tumours（TAILOR）: a randomised controlled trial. Lancet Oncol 2013;14:981-8

9）Effects of vinorelbine on quality of life and survival of elderly patients with advanced non-small-cell lung cancer. The Elderly Lung Cancer Vinorelbine Italian Study Group. J Natl Cancer Inst 1999;91:66-72

10）Gridelli C, et al. Chemotherapy for elderly patients with advanced non-small-cell lung cancer: the Multicenter Italian Lung Cancer in the Elderly Study（MILES）phase Ⅲ randomized trial. J Natl Cancer Inst 2003;95:362-72

11）Kudoh S, et al. PhaseⅢ study of docetaxel compared with vinorelbine in elderly patients with advanced non-small-cell lung cancer: results of the West Japan Thoracic Oncology Group Trial（WJTOG 9904）. J Clin Oncol 2006;24:3657-63

12）Quoix E, et al. Carboplatin and weekly paclitaxel doublet chemotherapy compared with monotherapy in elderly patients with advanced non-small-cell lung cancer: IFCT-0501 randomised, phase 3 trial. Lancet 2011;378:1079-88

13）Shukuya T, et al. J Clin Oncol（Meeting Abstracts）May 2015 vol. 33 no. 15_suppl 8004

14）Brahmer J, et al. Nivolumab versus Docetaxel in Advanced Squamous-Cell Non-Small-Cell Lung Cancer. N Engl J Med 2015;373:123-35

15）Thatcher N, et al. Necitumumab plus gemcitabine and cisplatin versus gemcitabine and cisplatin alone as first-line therapy in patients with stage Ⅳ squamous non-small-cell lung cancer（SQUIRE）: an open-label, randomised, controlled phase 3 trial. Lancet Oncol 2015;16:763-74

（白石英晶・堀之内秀仁）

Nurse's Eye

　経口抗癌薬治療では，入院せず外来で開始されることが増えてきている．その後も外来のみでフォローされるため，医療者のサポートを得にくく，患者に高いセルフケア能力が求められる．降圧薬など元々内服していた薬に加え，経口抗癌薬，痛みがあれば鎮痛薬，副作用対策薬などが加わり，その管理はかなり煩雑といえる．

　医療者は短時間の中で患者に服薬管理に関する正しい知識を指導し，セルフケア能力をアセスメントしなければならない．

セルフケア支援のポイント

- **薬の特徴と服用方法のついて正しい知識を指導する**
  - ・食間，食後などの服用のタイミングを確認する
  - ・嚥下困難の有無を確認し，飲み込みづらくても砕いたり，脱カプセルしないよう指導する
  - ・サプリメントを内服したいときは，必ず医師へ相談してからにするよう指導する
- **薬の自己管理能力をアセスメントする**
  - ・家族の協力が得られるか確認する
  - ・必要であれば社会資源の導入を検討する
- **副作用への対処方法を指導する**
  - ・自分で対処してよい範囲と，医師へ相談したほうがよい症状を伝える
  - ・自己中断せず，必ず医師へ相談するよう説明する
  - ・相談窓口を明確に伝える
- **自分で自分の体調に注意を払うよう指導する**
  - ・医師へ相談するときに下痢や発熱などの体調の変化が，いつから，どの程度あるのか説明できるようにしておくよう指導する

(井手真弓)

b 肺非扁平上皮癌

1 遺伝子変異なし

1. 初回治療

- PS が良好な患者に対しては，白金製剤を併用した化学療法が原則である．治療レジメンの多くは，非小細胞肺癌(NSCLC)での有効性が示されている．CDDP＋PEM は非扁平上皮癌でのさらなる有効性が示唆されている．CBDCA＋PTX＋BEV 療法は，安全性の観点から扁平上皮癌を除外した対象での有効性が示されている．

- 有害事象のプロファイルに留意して治療を選択する.
- 治療は 4〜6 コース行う. 7 コース以上を施行することの有効性は示されていない.

1）CDDP＋PEM 療法（表）

■ エビデンスの実際

進行 NSCLC 患者に対する初回治療の第Ⅲ相ランダム化比較試験として，CDDP＋PEM 療法は CDDP＋GEM 療法に対して生存期間の非劣性が認められた. 非扁平上皮癌のサブセット解析で CDDP＋PEM 群で生存期間の延長を認めた[1].

使用薬剤	CDDP：シスプラチン（ブリプラチン®，ランダ®など） PEM：ペメトレキセド（アリムタ®）
投与回数	CDDP/PEM：3 週ごと 4 コース
投与法	**1 日目** ①生食 500 mL，5% ブドウ糖 500 mL，Mg 8 mEq，KCl 20 mEq/4 時間 ② PEM（500 mg/m²），生食 100 mL/10 分 ③グラニセトロンバッグ 1 mg 50 mL，デキサメタゾン 9.9 mg/15 分 ④ CDDP（75 mg/m²），生食 500 mL/2 時間 ⑤生食 500 mL/2 時間 ⑥生食 500 mL，5% ブドウ糖 500 mL，KCl 20 mEq/4 時間 ⑦マンニトール 300 mL/2 時間 アプレピタント（イメンド®）125 mg 内服 **2〜3 日** アプレピタント 80 mg 内服 **2〜4 日** デキサメタゾン 8 mg 内服
主な有害事象	Grade 3 以上 血液毒性（好中球減少 15%，貧血 6%）は比較的軽度 脱毛（11.9%）は比較的少ない 一方で悪心/嘔吐（13%）や疲労感（7%）は少なくない
注意点	PEM の毒性軽減のため，葉酸とビタミン B₁₂ を 1 週間前より投与する

2）CBDCA＋PTX＋BEV 療法（表）

■ エビデンスの実際

進行非扁平上皮 NSCLC 患者に対する初回治療として，CBDCA＋PTX＋BEV 群は CBDCA＋PTX 群に対して，生存期間の延長を示した[2]. BEV は喀血のリスクから扁平上皮癌への投与は行わない.

使用薬剤	CBDCA：カルボプラチン（パラプラチン®など） PTX：パクリタキセル（タキソール®など） BEV：ベバシズマブ（アバスチン®）
投与回数	CBDCA/PTX/BEV：3週ごと4〜6コース その後BEV 3週ごとPDもしくは有害事象による中止まで
投与法	**1日目** ①生食50 mL，デキサメタゾン16.5 mg，ラニチジン 50 mg/15分 ②生食50 mL，クロルフェニラミン10 mg/15分 ③BEV（15 mg/kg），生食100 mL/初回のみ60分，2回目以降 30分 ④パロノセトロンバッグ0.75 mg 50 mL/15分 ⑤PTX（200 mg/m²），生食500 mL/3時間 ⑥CBDCA（AUC 6），5%ブドウ糖250 mL/1時間 ⑦生食50 mL/15分 アプレピタント（イメンド®）125 mg内服 **2〜3日** アプレピタント80 mg内服 **2〜4日** デキサメタゾン8 mg内服
主な有害事象	Grade 3以上 好中球減少（26%），発熱性好中球減少（4%） 高血圧（7%），出血（4%），頭痛（3%），蛋白尿（2.6%）など
注意点	出血のリスクについて十分に評価する．下記は高リスク群と考えられている． 空洞を有する・大血管への浸潤や隣接を認めるもの，その他喀血・コントロール不能な高血圧，重篤な大血管病変や消化管における活動性出血の既往

3）その他のレジメン（表）

■ エビデンスの実際

　プラチナを併用しないレジメンにても，同等程度の有効性があると考えられている．実際にはプラチナが合併症などで投与できない症例に適用される．

レジメン	投与法
CDDP＋GEM療法	CDDP（80 mg/m²）day1/GEM（1,000 mg/m²）day1, 8 3週ごと
CDDP＋VNR療法	CDDP（80 mg/m²）day1/VNR（25 mg/m²）day1, 8　3週ごと

（つづく）

（つづき）

レジメン	投与法
CDDP＋CPT-11 療法	CDDP（80 mg/m²）day1/CPT-11（60 mg/m²）day1, 8, 15 4 週ごと
CDDP＋DTX 療法	CDDP（80 mg/m²）day1/DTX（60 mg/m²）day1　3 週ごと
CDDP＋S-1 療法	CDDP（60 mg/m²）day8/S-1（80 mg/m² 分 2）day1〜21 4 週ごと
CBDCA＋PTX 療法	CBDCA（AUC 6）day1/PTX（200 mg/m²）day1　3 週ごと
CBDCA＋PEM 療法	CBDCA（AUC 6）day1/PEM（500 mg/m²）day1　3 週ごと
CBDCA＋GEM 療法	CBDCA（AUC 5〜6）day1/GEM（1000 mg/m²）day1, 8 3 週ごと
CBDCA＋S-1 療法	CBDCA（AUC 5）day1/S-1（80 mg/m² 分 2 内服）day1〜14 3 週ごと

2. PEM 維持療法

■ エビデンスの実際

　CDDP＋PEM 療法を 4 コース終了後に病勢増悪を認めなかった患者に対し，PEM を継続して投与すること（continuous maintenance）で生存期間が延長することが示されている [3]．

　一次治療で PEM を使用していなかった場合も，一次治療に引き続き PEM 単剤で早期に開始（switch maintenance）することも有効である．

3. セカンドライン以降の治療

- 一次化学療法が無効となった後に治療をすることが通例である．
  PEM は有害事象が比較的少ないことから，一次化学療法 4〜6 コースに引き続いて実施されることもある．

■ エビデンスの実際

DTX：プラチナ併用化学療法後に増悪した進行 NSCLC 患者に対する二次治療として，DTX は BSC と比較して有意な生存期間の延長を示した [4]．この試験では DTX 75 mg/m² で投与されていたが，日本では 60 mg/m² を用いることが多い．

PEM：既治療進行 NSCLC 患者に対する二次治療として，PEM は DTX と同等の生存期間延長を示し，有害事象は軽度であった [5]．PEM が一次治療で使用されていない場合に検討する．

C 非小細胞肺癌の治療　103

エルロチニブ：BSC と比べて有効性が示されているが，EGFR 遺伝子変異のない患者では，DTX の効果が上回る．
その他：ランダム化比較試験での有効性は示されていないが，TS1，GEM，CPT11，AMR などは腫瘍の縮小率などから一定の効果があると考えられる．

■ **サードライン以後の治療について**

抗癌剤治療によって，腫瘍の縮小が得られること，病勢をコントロールできることはある．しかしながら，これらの治療が生存期間の延長を示していないことにも留意する必要がある．患者の PS とともに，癌治療に対する姿勢などから総合的に判断する必要がある．海外では新規治療の臨床試験への参加が第一選択とされていることもある．

■ **DTX 療法**

使用薬剤	DTX：ドセタキセル（ワンタキソテール®など）
投与回数	DTX：3 週ごと
投与法	**1 日目** ①デキサメタゾン 6.6 mg，グラニセトロン 1 mg，生食 50 mL/15 分 ②クロルフェニラミン 10 mg，生食 50 mL/15 分 ③ワンタキソテール® 60 mg/m², 5% ブドウ糖 250 mL/1 時間 ④生食 50 mL/15 分
主な有害事象	骨髄抑制，末梢神経障害など
注意点	比較的早期に骨髄抑制を認めることが多い

■ **PEM 療法**

使用薬剤	PEM：ペメトレキセド（アリムタ®）
投与回数	PEM：3 週ごと
投与法	**1 日目** ①デキサメタゾン 6.6 mg，生食 50 mL/15 分 ② PEM（500 mg/m²），生食 100 mL/12 分 ③生食 50 mL/15 分
主な有害事象	口内炎，悪心，食思不振，皮疹など
注意点	毒性軽減のため葉酸とビタミン B_{12} を開始 1 週間前から投与する

4. 高齢者の治療

　高齢者の研究では，70歳ないしは75歳以上が対象とされる．一方で，高齢者であってもその他の患者と同じ治療を受けられるという報告もある．年齢のみで治療適応を判断せず，PSや臓器機能を考慮して決定する．

　VNR，GEM，DTXなどの第3世代の抗癌剤の有効性が示されている．日本ではDTXにCDDPの分割投与を上乗せすることの有効性は示されなかった．海外ではCBDCAを併用することで生存期間の延長がみられたとの報告もある．

　PEMやCBDCA（AUC 5）＋PEMは，有害事象が比較的軽度であることからも頻用されている．有効性については現在検証中である．

　BEVは75歳以上では有効性，安全性に対するデータが不十分と考えられており，併用には注意を要する．

■使用されるレジメン

レジメン	投与法
DTX療法	DTX（60 mg/m^2）day1　3週ごと
VNR療法	VNR（25 mg/m^2）day1, 8　3週ごと
GEM療法	GEM（1,000 mg/m^2）day1, 8, 15　4週ごと
PEM療法	PEM（500 mg/m^2）day1　3週ごと
CBDCA＋weekly PTX療法	CBDCA（AUC 6）day1/PTX（90 mg/m^2）day1, 8, 15　4週ごと

文献

1) Scagliotti GV, et al. Phase Ⅲ study comparing cisplatin plus gemcitabine with cisplatin plus pemetrexed in chemotherapy-naive patients with advanced-stage non-small-cell lung cancer. J Clin Oncol 2008;26:3543-51
2) Sandler A, et al. Paclitaxel-carboplatin alone or with bevacizumab for non-small-cell lung cancer. N Engl J Med 2006;355:2542-50
3) Paz-Ares LG, et al. PARAMOUNT: Final overall survival results of the phase Ⅲ study of maintenance pemetrexed versus placebo immediately after induction treatment with pemetrexed plus cisplatin for advanced nonsquamous non-small-cell lung cancer. J Clin Oncol 2013;31:2895-902
4) Shepherd FA, et al. Prospective randomized trial of docetaxel versus best supportive care in patients with non-small-cell lung cancer previously treated with platinum-based chemotherapy. J Clin Oncol 2000;18:2095-103
5) Hanna N, et al. Randomized phase Ⅲ trial of pemetrexed versus docetaxel in

C　非小細胞肺癌の治療　　105

patients with non-small-cell lung cancer previously treated with chemother-
apy. J Clin Oncol 2004;22:1589-97

（渡邊　翔・後藤　悌）

2　EGFR 遺伝子変異陽性

1. 上皮成長因子受容体（epidermal growth factor receptor；EGFR）

- EGFR は膜貫通型受容体チロシンキナーゼであり，HER ファミリーと呼ばれる4つのレセプター分子族（EGFR/HER1/erb1，HER2/neu/erbB2，HER3/erbB3，HER4/erbB4）の1つである．EGFR にリガンドが結合すると，EGFR，または HER2，HER3 などと結合して二量体が形成される．その後 EGFR の細胞内ドメインであるチロシンキナーゼに ATP が結合し活性化してシグナル伝達がなされ，細胞の増殖，アポトーシスの回避などに関与する．特定の EGFR 遺伝子の体細胞変異を有する癌細胞では，リガンドの結合なしに受容体の活性化が起こり，細胞の増殖や生存がこの経路に依存した状態となることが知られている（oncogene addiction）．

2. EGFR チロシンキナーゼ阻害薬（EGFR-tyrosine kinase inhibitor；EGFR-TKI）

- EGFR-TKI は EGFR の細胞内ドメインであるチロシンキナーゼに ATP と競合的に結合し，そのリン酸化を阻害することで下流へのシグナル伝達を遮断する．
- 臨床試験の結果から，EGFR-TKI の効果予測因子として女性，腺癌，非喫煙者，アジア人といった臨床因子が示されたが，のちに前述の EGFR 遺伝子変異が EGFR-TKI の感受性に関与していることが示され，それらの臨床因子を有する患者で多くみられることがわかった．

3. EGFR 遺伝子変異の種類と EGFR-TKI の感受性

　EGFR 遺伝子変異を有する肺癌の EGFR-TKI の奏効割合は約7割であるが，変異の種類により TKI の有効性が異なるため注意が必

要である．高頻度でみられるエクソン 19 の部分欠失が 81％，エクソン 21 の L858R 点変異が 71％と高い奏効割合を示す．一方で，希少変異であるエクソン 18 の G719X 点変異肺癌に対する EGFR-TKI の奏効割合は 55％と比較的低い．エクソン 20 の挿入変異肺癌では EGFR-TKI の奏効が確認されておらず，この場合は細胞障害性抗癌薬を考慮すべきである．

4. 投与の実際

現在は第 1 世代（ゲフィチニブ，エルロチニブ），第 2 世代（アファチニブ）が保険適用を有する．

1）レジメン

ゲフィチニブ（250 mg）1 錠	1 日 1 回	経口投与
エルロチニブ（150 mg）1 錠	1 日 1 回	経口投与
アファチニブ（40 mg）1 錠	1 日 1 回	経口投与

2）禁忌・慎重投与

間質性肺炎合併例は，添付文書上は慎重投与とされているが，その投与リスクの高さから，実際は禁忌として扱われることが多い．

3）併用注意

ゲフィチニブとエルロチニブでは，CYP3A 阻害薬（アゾール系抗真菌薬，マクロライド系抗菌薬など）との併用で代謝が阻害され，血中濃度が増加する可能性がある．逆に CYP3A4 誘導薬（フェニトイン，カルバマゼピン，リファンピシン，グレープフルーツジュースなど）では代謝が亢進することにより，またプロトンポンプ阻害薬と H_2 受容体拮抗薬では胃内 pH が上昇し吸収が低下することにより，血中濃度が低下する可能性がある．

アファチニブは P 糖蛋白（ABCB1/MDR1）の基質であり，P 糖蛋白阻害剤（イトラコナゾール，ベラパミルなど）により血中濃度が上昇，また P 糖蛋白誘導剤（リファンピシン，カルバマゼピンなど）により血中濃度が低下することがある．

4）副作用

皮膚障害，下痢，肝機能障害，肺障害が主な副作用である．アファチニブでは特に下痢の頻度が高く，止痢薬の使用や減量により適切に管理する必要がある．ゲフィチニブでは比較的肝機能異常の頻度

C 非小細胞肺癌の治療　107

が高いが，減量やエルロチニブへの変更により治療を継続できる場合がある．

　間質性肺疾患は致死的となりうる重篤な副作用であり，特に発症率の高い服用開始1か月は慎重な観察が必要である．ゲフィチニブでは発症率5.8％，発症後の致死率38.8％，エルロチニブでは各々4.5％，34.8％と報告されている．アファチニブでの発症率は3.1％とされる．

■各 TKI の副作用〔Grade 3 以上の有害事象の割合（％）〕

有害事象	ゲフィチニブ [3] $n=114$	エルロチニブ [4] $n=62$	アファチニブ $n=239$
下痢	0.9	4.8	5.4
皮疹	5.3	3.2	14.6
AST/ALT 上昇	26.3	ALT 3.2	AST 0.4 ALT 1.7
肺障害	2.6	0.05	0.4

5. EGFR 遺伝子変異陽性の非扁平上皮肺癌患者の一次治療

■EGFR 遺伝子変異陽性の非扁平上皮癌における一次治療 [1] 改変

ECOG PS		治療
0～1	75 歳未満	EGFR-TKI 単剤 プラチナ製剤併用±ベバシズマブ プラチナ製剤併用±維持療法 非プラチナ製剤併用
	75 歳以上	ゲフィチニブ単剤またはエルロチニブ単剤 非プラチナ製剤単剤 カルボプラチン併用
2		ゲフィチニブ単剤またはエルロチニブ単剤 非プラチナ製剤単剤 プラチナ製剤併用
3～4		ゲフィチニブ単剤

- EGFR 遺伝子変異陽性の進行非小細胞肺癌を対象にした，EGFR-TKI 単剤（ゲフィチニブ，エルロチニブ，アファチニブ）とプラチナ製剤併用療法の比較第Ⅲ相試験では，一貫して EGFR-TKI 単剤の無増悪生存期間における優位性が示されている．奏効割合も高

く，症状改善効果も速やかであり，一次治療での第一選択は EG-FR-TKI である．

- しかし両者の間で全生存期間の差は示されず，QOL の指標ではやや劣るものの，プラチナ併用療法も一次治療の選択肢となりうる．
- ゲフィチニブ，エルロチニブ，アファチニブのいずれを選択すべきかについてのエビデンスは確立していない．ただしガイドラインでは，アファチニブの安全性が十分に検討されていない 75 歳以上の高齢者や，PS 2 の患者においては，ゲフィチニブかエルロチニブが推奨されている．
- PS 3〜4 では細胞障害性抗癌剤は適応外であるが，ゲフィチニブ単剤は選択肢となりうる．PS 3〜4 が大多数を占める予後不良群を対象とした検討で，PS の改善効果と良好な OS（17.8 か月）が報告されている．一方で，間質性肺炎は PS 2 以上の症例で発現率が高くなることが市販後調査で示されており，適応については慎重な判断が求められる．

■ EGFR 陽性肺癌患者の初回治療における EGFR-TKI とプラチナ併用療法の比較

臨床試験	対象	レジメン	n	PFS（月）TKI/CTx	HR for PFS（95%CI）	OS（月）TKI/CTx
NEJ002	日本	ゲフィチニブ vs CBDCA＋PTX	228	10.8 /5.4	0.32 （0.24〜0.44）	27.7 /26.6
WJTOG 3405	日本	ゲフィチニブ vs CDDP＋DTX	172	9.6 /6.6	0.52 （0.38〜0.72）	35.5 /38.8
OPTIMAL	中国	エルロチニブ vs CDDP＋GEM	154	13.7 /4.6	0.16 （0.10〜0.26）	22.7 /28.9
EURTAC	ヨーロッパ	エルロチニブ vs CDDP＋GEM	173	10.4 /5.1	0.37 （0.25〜0.54）	22.9 /20.8
LUX Lung 3	欧米, アジア	アファチニブ vs CDDP＋PEM	345	11.1 /6.9	0.58 （0.43〜0.54）	28.2 /28.2

（つづく）

C 非小細胞肺癌の治療　109

（つづき）

臨床試験	対象	レジメン	n	PFS（月）TKI/CTx	HR for PFS（95%CI）	OS（月）TKI/CTx
LUX Lung 6	アジア	アファチニブ vs CDDP＋GEM	365	11.0 /5.6	0.2（0.20〜0.39）	23.1 /23.5

n：対象患者数，PFS：無増悪生存期間，CTx：細胞障害性抗癌剤，HR：ハザード比，OS：全生存期間，CDDP：シスプラチン，PTX：パクリタキセル，GEM：ジェムザール，PEM：ペメトレキセド

6. EGFR 遺伝子変異陽性肺癌患者の二次治療

■EGFR 遺伝子変異陽性肺癌患者の二次治療以降[1]（改変）

1 次治療	ECOG PS		治療
EGFR-TKI 以外	0〜2		EGFR-TKI
	3〜4		ゲフィチニブ単剤
EGFR-TKI	0〜1	75 歳未満	プラチナ製剤併用療法
		75 歳以上	非プラチナ製剤単剤 カルボプラチン併用
	2		非プラチナ製剤単剤 プラチナ製剤併用
	3〜4		支持療法

- EGFR-TKI は標準的な一次療法の化学療法と交差耐性がないと考えられている．
- 一次治療で EGFR-TKI を使用していない場合には EGFR-TKI を選択し，一次治療で使用した場合は，細胞障害性抗癌薬を選択する．
- EGFR-TKI 既治療で細胞障害性抗癌薬を使用する場合は，プラチナ製剤併用療法を考慮する．PS 0〜1 の 75 歳以上の高齢者，あるいは PS 2 の場合は，第 3 世代抗癌剤単剤を選択する．PS 3〜4 では細胞障害性抗癌剤適応はない．

EGFR-TKI への耐性化

EGFR 遺伝子変異陽性症例では，多くの場合 EGFR-TKI が一定期間奏効するが，後に耐性を獲得し増悪する．耐性化の機序として① EGFR 遺伝子内の gatekeeper mutation である T790M 変異，② MET 遺伝子の増幅，③小細胞癌への形質転換などが知られている．現在 T790M の耐性化の克服を目指した，第 3 世代 TKI の開発が進んでいるが薬剤の承認には至っていない．

Beyond PD（progressive disease）

薬剤が奏効しなくなった後も同薬剤を継続投与する，または他の薬剤と併用投与することである．後方視的な検討であるが EGFR-TKI 投与後に PD が確定した症例で，EGFR-TKI が継続投与された群と細胞障害性抗癌薬が投与された群を比較し，前者で OS が良好であったとする報告はあり，必ずしも RECIST PD で EGFR-TKI を変更する必要はないと思われる．一方で，ゲフィチニブ後に CDDP＋PEM を投与する場合に，ゲフィチニブを継続する群と継続しないプラセボ群とを比較した IMPRESS 試験では，無増悪生存期間に差は認めておらず，全生存期間は併用群で不良な傾向であった．このことから EGFR-TKI 単剤治療後の次治療としてプラチナ併用療法を行う際に EGFR-TKI を併用して継続投与することは勧められない．beyond PD の一定の見解は得られていない．

文献

1) 日本肺癌学会, 編. EBM の手法による肺癌学会診療ガイドライン 2015 年 https://www.haigan.gr.jp/modules/guideline/index.php?content_id=3
2) Mitsudomi T, et al. Mutations of the epidermal growth factor receptor gene and related genes as determinants of epidermal growth factor tyrosine kinase inhibitors sensitivity in lung cancer. Cancer Sci 2007;98:1817-24
3) Maemondo M, et al. Gefitinib or chemotherapy for Non-small cell lung cancer with mutated EGFR. N Engl J Med 2010;362:2380-8
4) Kubota K, et al. Efficacy and Safety of Erlotinib monotherapy for Japanese patients with advanced non-small cell lung cancer. J Thorac. Oncol 2008;3: 1439-45
5) Wu YL, et al. Afatinib versus cisplatin plus gemcitabine for first-line treatment of Asian patients with advanced non-small-cell lung cancer harbouring EGFR mutations (LUX-Lung 6): an open-label, randomised 3 trial. Lancet Oncol 2014;15:213-22

（森本千絵・神田慎太郎）

3 ALK遺伝子転座陽性

1. 概要

- ALK融合遺伝子は，2番染色体の短腕内に存在するEML4(echinoderm microtubule-associated protein-like 4)遺伝子とALK(anaplastic lymphoma kinase)遺伝子が，転座によって融合してきた遺伝子であり，2007年に日本で発見された[1]．その後，頻度は低いがKIF5B-ALKやKLC1-ALKなども報告された．
- ALK融合遺伝子の発現頻度は，非小細胞肺癌全体では2〜5%程度，組織型では圧倒的に腺癌に多く，腺癌での頻度は4〜5%程度である．一般には非喫煙者，若年者に多い傾向にある[2]．
- ALK融合遺伝子は肺腺癌に主にみられる他のEGFR，KRASなどの遺伝子変異とは相互排他的である．

2. 治療

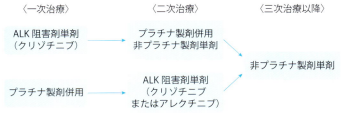

本邦ではALK阻害剤として2012年にクリゾチニブ，2014年にアレクチニブが承認された．

1) 一次治療

ALK阻害剤単剤(クリゾチニブ)が推奨される．

クリゾチニブは，進行ALK陽性非扁平上皮非小細胞肺癌を対象にした第Ⅲ相試験(PROFILE 1014試験)で，プラチナ併用療法に対するPFSの有意な延長がみられた(中央値はクリゾチニブ群が10.9か月，化学療法群が7.0か月で，ハザード比0.45(95%信頼区間：0.35〜0.60)，$p<0.0001$)．本邦の2014年のガイドラインでは一次治療でのクリゾチニブ単剤の使用が推奨されている[3]．

クリゾチニブ　500 mg/日　分2　内服　連日

主な有害事象：悪心・嘔吐，下痢などの胃腸障害(60%)，視覚異常(45%)，肝障害(25%)，間質性肺炎(6%)

2)二次治療以降

- クリゾチニブ未使用例：ALK阻害剤単剤(クリゾチニブまたはアレクチニブ)が推奨される．プラチナ製剤治療歴のあるALK陽性例に対する2次治療以降として，クリゾチニブと非プラチナ製剤単剤(DTXまたはPEM)を比較する第Ⅲ相試験(PROFILE 1007)において，主要評価項目であるPFSで，クリゾチニブ群で有意に良好であった(中央値は，クリゾチニブ群で7.7か月，化学療法群で3.0か月であり，ハザード比は0.49(95%信頼区間：0.37〜0.64)，$p < 0.0001$)．また，アレクチニブはALK阻害剤未投与の既治療ALK遺伝子転座陽性例に対する第Ⅰ/Ⅱ相試験(AF-011JP試験)で，ORR 93.5%と良好な結果であり，2014年に承認を得た．

アレクチニブ　600 mg/日　分2　内服　連日

主な有害事象：ビリルビン増加(36%)，味覚異常(34%)，発疹(34%)，AST(33%)

- クリゾチニブ使用例：年齢，PSに応じて，プラチナ製剤併用療法もしくは非プラチナ製剤単独を選択する．

3)PS不良例，高齢者

- 細胞障害性抗癌剤の適応とならないPS不良者や高齢者に対して，EGFR遺伝子変異陽性例においてEGFR阻害剤の有効性が示されたように，ALK阻害剤単剤の有効性が期待できる可能性はあるが，エビデンスが十分とはいえず，使用の際には慎重な症例選択が必要とされる[3]．

C 非小細胞癌の治療 113

❗ アレクチニブ
- クリゾチニブが ALK 以外の MET など受容体型チロシンキナーゼに対しても阻害作用を有するのに対し，アレクチニブは ALK に選択的に作用する．
- クリゾチニブとアレクチニブのどちらをファーストラインに用いるかという点に関しては，現在臨床試験が進行中である（J-ALEX 試験）．

❗ ALK 遺伝子検査
FISH 法，IHC 法，RT-PCR 法の 3 つの方法がある．

	FISH 法	IHC 法	RT-PCR 法
原理	ALK 遺伝子の転座点を挟んだプローブを用いて検出	ALK 蛋白に対する抗体を用いて検出	ALK 融合遺伝子の mRNA を検出
検体	保存検体（FFPE*）で可能	保存検体（FFPE）で可能	FFPE 不可 細胞診検体で可能
未知の融合パターンの検出	可能	可能	不可
コスト	高価（約 50,000 円）	比較的安価（約 4,000 円）	高価
保険償還点数	6,520 点	2,700 点	保険適用なし
その他	熟練した技術を要する	比較的簡便	高感度，高特異度

*FFPE：ホルマリン固定パラフィン切片

本邦のガイドラインでは比較的安価・簡便な IHC 法でスクリーニングを行い，FISH 法での確認が推奨されており，両方とも陽性の症例が ALK 阻害剤の適応症例であるとしている[2]．
FISH 法と IHC 法のどちらか一方のみ陽性といった不一致例が存在するが，両方陽性の症例と比較しクリゾチニブの奏効率が低い傾向にあり，ALK 阻害剤の使用には慎重な判断を要する．

文献
1) Soda M, et al. Identification of the transforming EML4-ALK fusion gene in non-small-cell lung cancer. Nature 2007;448:561-6
2) 日本肺癌学会. 肺癌患者における ALK 遺伝子検査の手引き. 2011
3) 日本肺癌学会, 編. 肺癌診療ガイドライン 2014 年版. 金原出版, 2014

（2015年版 https://www.haigan.gr.jp/modules/guideline/index.php?content_id=3）
4）日本肺癌学会 バイオマーカー委員会. ALK 遺伝子検査における FISH 法と高感度 IHC 法の不一致についてのお知らせと対応（第2報）. 2013

（田中　緑・堀之内秀仁）

D 術後化学療法

1. 目的

1. 微小残存病巣の撲滅
2. 再発リスクの低減と治癒率向上
3. 生存期間延長

2. エビデンス

1）非小細胞肺癌（NSCLC）

術後化学療法により再発のリスクが 10％程度低下

- Ⅰ期肺腺癌に対する UFT の効果を検証した第Ⅲ相試験では，全体では 3％（85％→88％），ⅠB 期（T>3 cm）においては 11％（74％→85％）の上乗せ効果が認められた．また，メタアナリシスにおいても全体で 5％（77％→82％）の 5 年生存率の改善が認められた．TNM 分類の改訂（第 7 版）により，T1 は T1a（腫瘍径 2 cm 以下），T1b（腫瘍径>2 cm で，かつ 3 cm 以下）の 2 つのグループに分類されたが，T1b において 6％（82％→88％）の 5 年生存率の改善，ハザード比 0.62（95％CI：0.42〜0.90）が認められた[1-3]．

- 過去の 5 つの比較試験（IALT, JBR.10, ANITA, ALPI, BTL, 4,584 例）の個々のデータに基づくメタアナリシス（Lung Adjuvant Cisplatin Evaluation；LACE）では，術後生存に対するハザード比 0.89（95％CI：0.82〜0.96）と，術後化学療法による延命効果が示された．病期別のハザード比では，ⅠA 期で 1.40（0.95〜2.06），ⅠB 期で 0.93（0.78〜1.10），Ⅱ期で 0.83（0.73〜0.95），Ⅲ期で 0.83（0.72〜0.94）であった．さらに，これまでの 34 の

臨床試験，8,447症例を集めたメタアナリシスでも同様の結果が報告されている[4-5].

2）小細胞肺癌（SCLC）

> 明確なエビデンスはない（外科切除の対象となるLD-SCLCの症例数は極めて少なく，術後化学療法の意義を検証する比較試験は困難）

- 本邦で実施された第Ⅱ相試験（外科切除後にCDDP＋ETOPによる化学療法の有効性を検証）では，Ⅰ期の44症例で3年生存率68％，病理病期ⅠAで5年生存率73％，局所再発率10％と報告されている[6].

3. 対象となる年齢

- NSCLC：75歳以上では術後化学療法の意義は乏しい.
- SCLC：明確なエビデンスがないが，進行SCLCに対する化学療法の適応に準じて実施の判断を検討する.

4. 実施のタイミング

- 術後8週間～2か月以内に開始する.

5. 治療の樹形図

1）NSCLCの術後化学療法

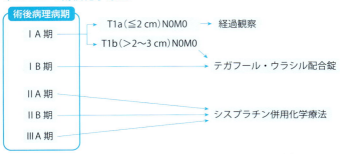

日本肺癌学会：肺癌診療ガイドライン2015年版．非小細胞肺癌．周術期治療
（URL：https://www.haigan.gr.jp/guideline/2015/2/150002020100.html#a2-2-2_01 より）
注）同一肺葉内および同側肺葉内に転移を認める
T1およびT4に対する術後補助化学療法に対してはガイドラインとして記載可能なエビデンスはなく，術後補助化学療法の意義およびレジメンについては不明である.

2）SCLC

- 該当なし

6. 治療法

1）NSCLC

- Stage ⅠA（T1b（＞2～3 cm）N0M0）：UFT 療法

  ・UFT：250 mg/m², 1 日 2 回内服，連日（2 年間）

- Stage ⅡA～ⅢA：シスプラチン併用化学療法

  ・シスプラチン 80 mg/m² on day1＋ビノレルビン 25 mg/m² on day1, 8　3 週ごと，4 サイクル（本邦における投与量）

2）SCLC

- 進行 SCLC に対する化学療法に準じてレジメンを選択し，実施する

文献

1）Hamada C, et al. Meta-analysis of postoperative adjuvant chemotherapy with tegafur-uracil in non-small-cell lung cancer. J Clin Oncol 2005;23: 4999-5006
2）Hamada C, et al. Effect of postoperative adjuvant chemotherapy with tegafur-uracil on survival in patients with stage ⅠA non-small cell lung cancer: an exploratory analysis from a meta-analysis of six randomized controlled trials. J Thorac Oncol 2009;4:1511-6
3）Kato H, et al. A randomized trial of adjuvant chemotherapy with uracil-tegafur for adenocarcinoma of the lung. N Engl J Med 2004;350:1713-21
4）Arriagada R, et al. Adjuvant chemotherapy, with or without postoperative radiotherapy, in operable non-small-cell lung cancer: two meta-analyses of individual patient data. Lancet 2010;375:1267-77
5）Pignon JP, et al. Lung adjuvant cisplatin evaluation: a pooled analysis by the LACE Collaborative Group. J Clin Oncol 2008;26:3552-9
6）Tsuchiya R, et al. Phase Ⅱ trial of postoperative adjuvant cisplatin and etoposide in patients with completely resected stage Ⅰ-Ⅲa small cell lung cancer: the Japan Clinical Oncology Lung Cancer Study Group Trial（JCOG9101）. J Thorac Cardiovasc Surg 2005;129:977-83
7）日本肺癌学会. EBM の手法による肺癌診療ガイドライン 2015 年 https://www.haigan.gr.jp/modules/guideline/index.php?content_id=3

（山本　昇）

E 脳転移・癌性髄膜炎の治療

1. 脳転移

1) 診断と治療前評価

- 非小細胞肺癌の 25〜40％程度に発症する [1].
- CT よりも MRI が診断能が高く，ring enhancement が特徴的所見.
- RTOG RPA [2] や GPA [3] によって予後を予測して，治療方針決定の参考にする.

RTOG RPA	定義	MST
クラス 1	KPS≧70・原発巣制御・年齢＜65・脳以外の遠隔転移なしをすべて満たす	7.1 か月
クラス 2	クラス 1 とクラス 3 に入らないもの	4.2 か月
クラス 3	KPS＜70	2.3 か月

予後因子	GPA 点数			合計点と MST
	0 点	0.5 点	1 点	
年齢	＞60	50〜60	＜50	0〜1.0 点：NSCLC 3.0 か月, SCLC 2.8 か月
KPS	＜70	70〜80	90〜100	1.5〜2.0 点：NSCLC 5.5 か月, SCLC 4.9 か月
頭蓋外転移	あり	−	なし	2.5〜3.0 点：NSCLC 9.4 か月, SCLC 7.7 か月
脳転移数	＞3	2〜3	1	3.5〜4.0 点：NSCLC 14.8 か月, SCLC 17.1 か月

※RTOG RPA は全脳照射を主体に治療を組み立てた場合の予後指標，GPA は定位照射も組み込んだ場合の予後指標.

2)治療方針

■非小細胞肺癌の場合

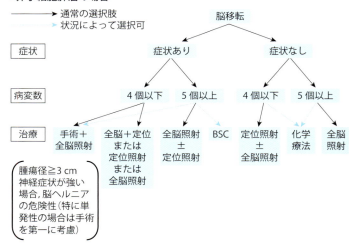

■小細胞肺癌の場合

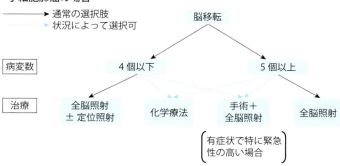

3)放射線治療の実際
①全脳照射
- 古典的な治療だが,現在でも脳転移のあらゆる病態に対して検討しうる.

E 脳転移・癌性髄膜炎の治療　119

- 30 Gy/10 回/2 週が一般的だが，予後や症状の強さによって 20 Gy/5 回/1 週，37.5 Gy/15 回/3 週，40 Gy/20 回/4 週などの分割方法もある．

②定位照射
- 通常，3 cm 以下で 3～4 病変以下の病態に適応される．
- 5～10 病変の脳転移でも，close follow-up を条件に検討する場合もある[4]．

4）支持療法

症状	投与例	注意
脳浮腫（ステロイド）	デカドロン®（デキサメタゾン）2～8 mg/日から開始 症状に合わせて増減	脳転移の症状を呈する場合や，腫瘍周囲浮腫が強い場合に検討
脳浮腫（浸透圧利尿）	グリセオール 200 mL×1～4 回/日 イソバイド® 30 mL×3 回/日	脳転移の症状改善に即効性を期待する場合に使用
痙攣	アレビアチン®（フェニトイン）200～300 mg　分 2 デパケン® R（バルプロ酸ナトリウム）400～1,200 mg 分 2	ルーチンな予防投与は推奨されない 有効血中濃度を維持するために，定期的に血中薬物濃度モニターが必要

5）経過観察
- 2～4 か月ごとに造影 MRI で評価．
- 定位照射後の放射線性壊死と腫瘍局所再発の鑑別が難しい場合には，perfusion MRI，タリウム SPECT，PET-CT（FDG，メチオニン）の所見を参考にする．

2. 癌性髄膜炎

1）診断と治療前評価
- 肺癌症例の 5％程度に発症する．
- 頭痛，嘔気・嘔吐，項部硬直が古典的三徴．
- 髄液細胞診（陽性率 15～20％），臨床症状，髄膜肥厚の MRI 所見から総合的に診断する．

2）治療方針
- 全脳照射．
- EGFR 変異陽性非小細胞肺癌例はエルロチニブ[5,6]，それ以外で

は全身化学療法.
- 水頭症を呈する場合には V-P シャント
- 髄注化学療法〔メトトレキサート(MTX)単剤，もしくは MTX，シタラビン(Ara-C)，ヒドロコルチゾンの 3 剤併用〕も行われることがある[7].

3) 予後
- 固形癌の髄膜播種症例の予後は，無治療で 6〜8 週，治療介入により 8〜30 週.

文献
1) D'Antonio C, et al. Bone and brain metastasis in lung cancer: recent advances in therapeutic strategies. Ther Adv Med Oncol 2014;6:101-14
2) Gaspar L, et al. Recursive partitioning analysis (RPA) of prognostic factors in three Radiation Therapy Oncology Group (RTOG) brain metastases trials. Int J Radiat Oncol Biol Phys 1997;37:745-51
3) Sperduto PW, et al. Summary report on the graded prognostic assessment: an accurate and facile diagnosis-specific tool to estimate survival for patients with brain metastases. J Clin Oncol 2012;30:419-25
4) Yamamoto M, et al. Stereotactic radiosurgery for patients with multiple brain metastases (JLGK0901): a multi-institutional prospective observational study. Lancet Oncol 2014;15:387-95
5) Lee E, et al. Erlotinib versus gefitinib for control of leptomeningeal carcinomatosis in non-small-cell lung cancer. J Thorac Oncol 2013;8:1069-74
6) Togashi Y, et al. Cerebrospinal fluid concentration of gefitinib and erlotinib in patients with non-small cell lung cancer. Cancer Chemother Pharmacol 2012;70:399-405
7) Morris PG, et al. Leptomeningeal metastasis from non-small cell lung cancer: survival and the impact of whole brain radiotherapy. J Thorac Oncol 2012;7:382-5

(井垣　浩)

F 骨転移の治療

- 進行肺癌の全経過中の骨転移の罹患率は 30〜40％．骨転移を有する肺癌は病期分類では Stage IV であり，根治目的ではなく生存期間の延長や QOL の向上を目的とする.

F 骨転移の治療 121

1. 骨転移の症状

- 初期の場合には無症状の場合も少なくない.
- 骨関連事象(skeletal related event；SRE)：痛み，脊髄圧迫，病的骨折，高カルシウム血症.
- 好発部位：脊椎，大腿骨近位，上腕骨，骨盤.
- 脊髄麻痺の好発部位：胸椎＞腰椎＞頸椎.
- 非小細胞肺癌では骨破壊によるものの他に，腫瘍由来の PTHrP による高カルシウム血症が起こる.

■ 癌患者の注意すべき背部痛

- ・体重減少
- ・治療抵抗性の痛み
- ・6 週間以上続く痛み
- ・就眠時や安静時の痛み
- ・荷重や咳嗽で増悪する痛み
- ・進行性の下肢の脱力や知覚異常

2. 治療のタイミング

1) 緊急を要する場合

- 脊髄圧迫症状を伴う脊椎転移，長管骨の病的骨折や切迫骨折.
- 脊髄圧迫では治療のタイミングを逸すれば不可逆的な脊髄麻痺が生じる.
- 脊髄圧迫に対しては原則 48 時間以内に除圧術や放射線治療を開始する.

■ 病的骨折が起こると考えられる病変 [1]

- ・骨の切断面の 50％以上を占める疼痛のある骨髄破壊病変
- ・2.5 cm 以上の長さの疼痛のある皮質病変
- ・放射線治療後の疼痛を伴った病変

2) 緊急を要さない場合

- 治療により期待できる効果，治療の有害事象，骨転移以外の全身状態のバランスで決定する.

3. 放射線治療

1）目的

• 疼痛緩和，将来の骨折や脊髄圧迫を予防する．

• 症状のある骨転移に対しては第一に考慮する．

2）骨転移痛に対する緩和照射

• 線量分割：30 Gy/10 回や 20 Gy/5 回などの分割照射，8 Gy/1 回などの単回照射．

• 疼痛緩和割合：6〜7 割程度の症例で緩和され，2〜3 割程度で消失．神経障害性疼痛に対しても効果あり．

• 効果発現までの期間：およそ半数の症例で 3 週間以内，大部分で 8 週間以内．

• 単回照射の疼痛緩和割合や消失割合は分割照射と変わらないが，痛みの再燃までの期間はやや短い．

3）病的骨折に対する予防照射

• 大腿骨転移への中央値 30 Gy の外部照射により，切迫骨折の 81％が手術を回避したとの後方視的解析あり [2]．

• 最近のメタアナリシスでは，分割照射と単回照射で病的骨折の予防効果に有意差なし．

4）ストロンチウム 89（[89]Sr）

• 疼痛の部位に骨シンチグラフィの陽性像を認める場合に適応となる．

• 外部照射が適応困難な多発性骨転移や，外部照射により正常組織の耐容線量に達している場合の疼痛緩和を目的とする．

• 疼痛緩和割合：外部照射と同程度であるとする報告が多い．

• カルシウムと似た体内動態を示す放射性核種（β線）．

• 非小細胞肺癌の無症候性骨転移を対象とした RCT にて，ストロンチウム 89 とゾレドロン酸の併用により骨関連事象の発現と全生存期間の改善効果が示された [3]．

5）放射線治療のリスク

• 急性期有害事象：倦怠感，悪心，皮膚炎．その他，照射部位に応じて生じる．頸部では咽頭炎，胸部では食道炎，肺臓炎，腹部では悪心・嘔吐，下痢，腹痛，などの可能性がある．

• ストロンチウム 89 では骨髄抑制や DIC にも注意．

F 骨転移の治療 **123**

4. 薬物治療

1) 全身化学療法を考慮するべき場合

- 全身化学療法による腫瘍の迅速な縮小が期待できる場合：未治療小細胞肺癌に対する初回化学療法，EGFR 遺伝子変異陽性非小細胞肺癌に対する EGFR-TKI 療法など.
- 骨修飾薬による支持療法や放射線治療による局所療法のタイミングを考慮する.

2) 骨修飾薬（bone modifying agents；BMA）

- 作用機序：破骨細胞の働きを抑制することにより，骨関連事象を抑制する.
- ゾレドロン酸（ビスフォスフォネート製剤）：破骨細胞のアポトーシスを誘導.
- デノスマブ（抗 RANKL 抗体）：破骨細胞の活性を抑制.
- 肺癌が半数以上を占める固形癌を対象とした RCT では，観察期間の骨関連事象発現率はゾレドロン酸投与群がプラセボ群よりも10%程度低下[4].
- 副作用：顎骨壊死，低カルシウム血症，腎機能障害，初回投与時の発熱など.
- 合併症リスクが低い患者に対しては，骨転移の診断早期からの使用を考慮する.

■ 骨関連事象合併のリスク

- ・多発骨転移
- ・男性
- ・PS 不良

3) 鎮痛薬

- 鎮痛薬の投与方法については WHO 除痛ラダーを参照する（146ページ参照）.
- 骨転移の疼痛緩和にはオピオイド鎮痛薬が有効.
- 疼痛緩和の第 1 段階：痛みに妨げられない夜間の睡眠の確保.
- 疼痛緩和の第 2 段階：日中安静時痛の消失.
- 疼痛緩和の第 3 段階：体動時痛の消失.
- 安静時の持続痛と突出痛に対して，個々の患者に合わせた調整が重要.

- 神経障害性疼痛に対しては，オピオイドの他に鎮痛補助薬を検討する．

5. 外科治療

- 激しい痛み，脊髄圧迫や切迫骨折に対して検討．
- 手術の必要性や術式は患者の予後予測スコアリングなどを参考に決定．
- 完全麻痺後48時間以上経過している場合や，予後が6か月以内と推定される症例には一般的に推奨されない．

■ 予後因子と生存率[5]

スコア	生存率		
	6か月生存率（%）	12か月生存率（%）	24か月生存率（%）
0〜3	98.1	91.4	77.8
4〜6	74.0	49.3	27.6
7〜10	26.9	6.0	2.1

原発巣，臓器転移・脳転移の有無，異常検査値，PS，前化学療法歴，骨転移数の6項目をスコアリング

6. インターベンショナル・ラディオロジー

- 画像誘導下で低侵襲に，迅速な処置が可能．
- ラジオ波凝固療法や骨セメント注入術などが骨転移の緩和治療にも応用される．
- 骨セメント注入術は体動時疼痛を伴う椎体骨転移に対して有効であり，効果発現も中央値1日と迅速．

7. 骨転移患者の癌リハビリテーション

- 目的：癌そのものや癌治療に伴って生じることが予想される障害に対して，機能低下を予防・最小限に抑える．
- 「やりがい」や「生きがい」を引き出すための緩和的な観点からも重要．

文献

1) Mirels H. Metastatic disease in long bones: A proposed scoring system for

diagnosing impending pathologic fractures. 1989. Clin Orthop Relat Res 2003;415 Suppl:S4-13

2) Harada H, et al. Radiological response and clinical outcome in patients with femoral bone metastases after radiotherapy. J Radiat Res 2010;51:131-6

3) Wang Y, et al. Clinical significance of zoledronic acid and strontium-89 in patients with asymptomatic bone metastases from non-small-cell lung cancer. Clin Lung Cancer 2013;14:254-60

4) Rosen LS, et al. Zoledronic acid versus placebo in the treatment of skeletal metastases in patients with lung cancer and other solid tumors: a phase Ⅲ, double-blind, randomized trial--the Zoledronic Acid Lung Cancer and Other Solid Tumors Study Group. J Clin Oncol 2003;21:3150-7

5) Katagiri H, et al. New prognostic factors and scoring system for patients with skeletal metastasis. Cancer Med 2014;3:1359-67

（小林和馬・伊藤芳紀）

G 胸水貯留・心嚢液貯留の治療

1. 胸水貯留

1）疫学
- 肺癌患者の 7～15％に悪性胸水を認める[1]．悪性胸水の原因は肺癌が最多である（38％）[2]．

2）症状
- 呼吸困難を半数以上に認め，その他に咳，胸部不快感，胸痛がある．
- 胸部単純写真で指摘可能な悪性胸水を有する症例のうち 25％は無症状である．

3）検査所見
- 癌性胸水の診断率は胸水細胞診で 62％，胸腔鏡下胸膜生検で 95％である[3]．

4）悪性胸水の治療（フローチャート参照）
- 無症状の症例に対しては経過観察を行う．
- 呼吸困難などの症状がある症例に対しては胸水ドレナージを行う．
- 例外として，小細胞肺癌，EGFR 遺伝子変異陽性もしくは ALK 遺伝子転座陽性の患者に対しては，化学療法で胸水をコントロールできる可能性が高いため化学療法を優先する．

■悪性胸水治療のフローチャート

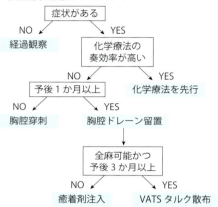

①胸腔穿刺
- チューブを留置しない単回の胸腔穿刺は，一時的な症状緩和目的で行われ，95％の症例で1か月以内に胸水が再貯留する．予後が1か月以内と予測される症例や，化学療法を優先させる症例に対して行われる．
- 直前に必ず超音波検査を行い，安全な穿刺部位を選定することが重要である．
- 1回の排液量は最大で1.5 Lとする．咳を認めたら排液を中止する．

②胸腔ドレーン留置
- 癒着療法後のチューブ閉塞を避けるため，18〜20 Frのチューブを留置する．
- 水封で肺が十分に拡張しない場合は，−10 cmで持続吸引をかける．
- 肺が十分に拡張したら，中途半端な癒着が生じる前に，速やかに癒着療法を施行することが肝要である．

③胸腔鏡下タルク散布術
- 全身麻酔が可能で，かつ3か月以上の予後が見込める症例に対して，当院では胸腔鏡下タルク散布術を行っている．

G 胸水貯留・心嚢液貯留の治療　127

- 胸腔ドレーンからの癒着剤注入と比較して，肺の拡張が十分に得られる点，癒着療法と同時に組織採取も可能である点がメリットである．

④薬剤注入による胸膜癒着術

- 全身麻酔のリスクが高い症例や，予後が限られている症例（3か月以内）に対しては，胸腔ドレーンからの癒着剤注入を行う．
- 癒着剤投与後2時間ドレーンをクランプし，体位変換を行う（体位変換の有効性は証明されていない）[2]．
- 排液量が 150 mL/日を切ったらチューブを抜去する．
- 本邦で行われた癒着剤に関する比較試験（JCOG9515）では，4週間胸水無増悪生存率がピシバニール 76％，シスプラチン＋エトポシド 71％，ブレオマイシン 69％で，3群間に有意差はなかったもののピシバニールの有効性が最も高かった[4]．よって本邦ではピシバニール 10 KE（＋1％キシロカイン 10 mL＋生食 100 mL）が最も広く用いられている．
- 海外で広く使用されてきたタルクの胸腔内注入用懸濁剤（ユニタルク®）が 2013 年に本邦でも発売され普及しつつある．ユニタルク®の国内第Ⅱ相試験では，30 日後の胸水制御率が 83％であり，有効性の高さが示された．
- 各薬剤の有効性と副作用発生率を表に示す[4-6]．

■ **各癒着剤の有効性と副作用発生率** [4-6)]

	胸水制御率（30日後）	発熱	疼痛
タルク	90〜93％	11％	14％
ピシバニール	73〜75％	77〜78％	8〜75％
ブレオマイシン	54〜69％	71％	54％

2. 心嚢液貯留

1）疫学

- 心嚢液は悪性腫瘍患者剖検例の 21％に認められ，原疾患は肺癌と乳癌が多い．

2）症状

- 症状として最も多いのは呼吸困難．その他に動悸，胸部不快感，咳，倦怠感，嗄声，吃逆，失神など．心タンポナーデの症状とし

て Beck の三徴（頸静脈怒張，低血圧，心音減弱）がある．

3）検査所見

- 胸部単純写真で心陰影拡大（water bottle sign）を認める．
- 心臓超音波が重症度の判定に有用．心囊液は心臓周囲のエコーフリースペースとして描出され，大量に貯留すると心臓の振り子様運動や心腔の虚脱が観察される．

■心エコーでの心囊液貯留程度

少量	前後のエコーフリースペースを足して	1 cm 未満
中等量		1〜2 cm
多量		2 cm 以上

4）悪性心囊液の治療

- 無症状であれば化学療法などの全身治療を先行する．
- 有症状であれば，後述する心囊ドレナージを行う．エコーガイド下心囊穿刺＋チューブ留置が最も広く行われているが，各施設で習熟している方法を選択することが肝要である．

①エコーガイド下心囊穿刺

- 心囊ドレナージの方法として最も広く行われている．
- 血行動態の不安定な患者に対しても安全かつ迅速に施行できる．
- 心囊液が少ない場合（急速に貯留すると少量でも心タンポナーデを来しうる）や，心囊内の癒着により安全な穿刺経路がない場合は適応外．
- 重大な合併症（心筋損傷，気胸，感染など）の頻度は 1.2％と低い[7]．
- 単回穿刺よりチューブ留置のほうが 6 か月後の再貯留率は低くなる（14％ vs 27％）[7]．チューブは 1 日排液量が 20 mL を下回るまで留置する．
- 再発予防目的の心囊内薬剤投与ではブレオマイシンが一般的である．ブレオマイシン 15 mg＋生理食塩水 20 mL を注入後クランプし，2 時間後に開放する．

G 胸水貯留・心嚢液貯留の治療 129

:exclamation: JCOG9811 試験

心嚢ドレナージ後に心嚢内にブレオマイシン（15 mg）投与群と無治療群に無作為に分けた．2 か月後の心嚢液無増悪生存は 2 群間で有意差はなかったもののブレオマイシン投与群で良好な傾向がみられた（46% vs 29%，$p=0.086$）．また，ブレオマイシン投与により重篤な合併症は生じなかった[8]．

②剣状突起下心膜開窓術

- 局所麻酔下あるいは全身麻酔下に行われる．
- エコーガイド下穿刺後の再貯留例や穿刺が困難な症例に行われる．
- エコーガイド下チューブドレナージ 43 例と剣状突起下心膜開窓術 45 例を比較して，再貯留率に差はなく（12% vs 13%），重篤な合併症は心膜開窓術に有意に多い（0% vs 9%）との報告がある[9]．

③胸腔鏡下・小開胸下心膜開窓術

- 全身麻酔下に行われる．
- 主に心嚢内の癒着により前述の方法が困難な症例に行われるが，全身麻酔が必要なことから適応となるケースは少ない．

④経皮的バルーン心膜切開術

- 近年海外から有用性の報告があるが，まだ一般的ではない．

文献

1) Kvale PA, et al. Palliative care in lung cancer: ACCP evidence-based clinical practice guidelines (2nd edition). Chest 2007;132(3 Suppl):368S-403S
2) Roberts HS. BTS guidelines for the management of pleural infection. Thorax 2004;59:178; author reply 178
3) Antony VB, et al. Management of malignant pleural effusions. Eur Respir J 2001;18:402-19
4) Yoshida K, et al. Randomized phase II trial of three intrapleural therapy regimens for the management of malignant pleural effusion in previously untreated non-small cell lung cancer: JCOG 9515. Lung Cancer 2007;58: 362-8
5) Luh K T, et al. Comparison of OK-432 and mitomycin C pleurodesis for malignant pleural effusion caused by lung cancer. A randomized trial. Cancer 1992;69:674-9
6) Inoue T, et al. Talc pleurodesis for the management of malignant pleural effusions in Japan. Intern Med 2013;52:1173-6

7）Tsang TS, et al. Consecutive 1127 therapeutic echocardiographically guided pericardiocenteses: clinical profile, practice patterns, and outcomes spanning 21 years. Mayo Clin Proc 2002;77:429-36

8）Kunitoh H, et al. A randomised trial of intrapericardial bleomycin for malignant pericardial effusion with lung cancer（JCOG9811）. Br J Cancer 2009;100:464-9

9）Patel N, et al. Retrospective comparison of outcomes, diagnostic value, and complications of percutaneous prolonged drainage versus surgical pericardiotomy of pericardial effusion associated with malignancy. Am J Cardiol 2013;112:1235-9

（朝倉啓介）

IV Oncologic Emergency

A 発熱性好中球減少症（FN）

1. 定義

　発熱性好中球減少症（febrile neutropenia ; FN）の診断に至る定義は「好中球数が 500/mm³ 未満，または 1,000/mm³ 未満で 48 時間以内に 500/mm³ 未満に減少すると予測される」かつ「口腔内温で 38.3℃以上，または 38℃以上（腋窩温で 37.5℃）が 1 時間以上続く発熱」を認めることである．

2. 診断

1）感染源の精査

　FN の主な原因は腫瘍周囲の炎症や，皮膚・粘膜バリアが破壊されることによる細菌の侵入と考えられている．主な感染部位は肺・消化管・カテーテル挿入部位・皮膚粘膜である．まずは問診で発熱とともに出現した症状を把握する．正常免疫患者とは異なり，特に口腔・鼻腔粘膜や肛門周囲の粘膜などからの常在菌の侵入も考慮し診察する．中心静脈カテーテルや末梢ライン刺入部からの感染も多く，同部位の感染徴候を確認する．採血では腎機能（BUN/Cr）・肝機能（AST/ALT）・CRP を含む一般生化学検査を施行するとともに，呼吸器症状がある場合には胸部 X 線検査，尿路感染を疑う場合には尿検査，腹部症状がある場合には腹部超音波検査などの画像検査を追加する．

2）起因菌の同定

　FN の患者では培養結果を待たずに早期の抗菌薬投与が必要であるため，必ず投与前に各種培養検査を施行する．血液培養を異なる部位から 2 セット，および炎症がある部位からの検体採取（喀痰培養や尿培養）が必要である．中心静脈カテーテルからの感染が疑われる場合の血液培養は，カテーテル内腔と末梢から 1 セットずつ採取することが望ましい．カテーテル抜去が可能であれば，一時的に末梢カテーテルからの栄養管理とし，カテーテル先端も検体とし

て採取する．FN患者の起因菌としては常在菌も多く，緑膿菌や大腸菌などのグラム陰性桿菌，ブドウ球菌や連鎖球菌などのグラム陽性球菌の頻度が高い．肺癌の化学療法では好中球減少期間が比較的短期間のことが多いが，長期にわたる場合にはカンジダやアスペルギルスなど真菌感染の考慮も必要である．

■ 発熱性好中球減少症で検出される起因菌

Gram-negative bacteria	Gram-positive bacteria
Escherichia coli	Coagulase-negative staphylococci
Klebsiella spp	*Staphylococcus aureus*
Enterobacter spp	*Enterococcus* spp
Pseudomonas aeruginosa	Viridans group streptococci
Citrobacter spp	*Streptococcus pneumoniae*
Acinetobacter spp	*Streptococcus pyogenes*
Stenotrophomonas maltophilia	
other	fungi
Clostridium difficile	*Aspergillus* spp
Anaerobes	*Candida* spp
Mycobacteria	

3）重症度分類

入院の適応や抗菌薬の選択に当たっては，MASCC（Multinational Association of Supportive Care in Cancer）スコアが重症度分類として使用される．低リスク群では十分な観察ができる環境であれば外来での経口抗菌薬投与が許容される一方で，高リスク群では入院での経静脈的抗菌薬投与が必要と考えられる．

■ MASCC（Multination Association of Supportive Care in Cancer）スコア

重症度	
無症状，軽症	5
中等症	3
重症	0
併存症	
血圧低下がない（sBP＞90 mmHg）	5

（つづく）

A 発熱性好中球減少症(FN)

（つづき）

慢性閉塞性肺疾患でない	4
固形癌または真菌の既往のない造血腫瘍	4
脱水症状がない	3
場所	
外来患者	3
年齢	
＜60歳	2
≧60歳	0

21〜26点　低リスク群：外来での経口抗菌薬投与
0〜20点　高リスク群：入院での経静脈的抗菌薬投与

3. 治療
1) 初期治療
■ 発熱性好中球減少症に対する初期治療

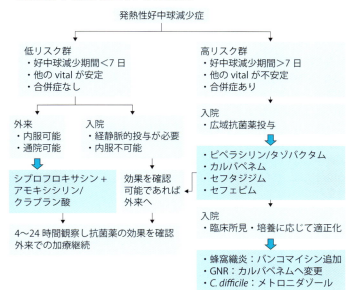

　FNの患者の場合，急速に病態が悪化する危険があるため，各種

培養採取後は経験的な治療として，広域スペクトラムをもつ抗菌薬が選択される．低リスクの場合は外来でも治療可能であり，前記のアルゴリズムに従って初期治療を開始する．重要な点は FN 患者で同定されることが多く，免疫不全の場合に重症化しやすい緑膿菌をカバーした抗菌薬を使用することである．またカテーテル感染など表皮常在菌の感染を強く疑う場合はグリコペプチド系抗菌薬の投与も推奨される．

②治療開始後の管理

初期治療は広域スペクトラムをもつ抗菌薬が推奨されるが，起因菌同定後はその結果に従って狭域スペクトラムの抗菌薬へ de-escalation を行う．解熱かつ好中球 $500/mm^2$ 以上の改善がみられるまで抗菌薬投与を継続する．

2) 予防投与

①抗菌薬

高リスクの患者や好中球減少期間（＜$100/mm^3$）が 7 日以上継続すると想定される患者に対してはキノロン系の抗菌薬（レボフロキサシンまたはシプロフロキサシン）の予防投与が推奨されているが，低リスク患者に対してルーチンで行うことは推奨されていない．

② G-CSF 製剤

FN の発症率が 20％以上と想定されるレジメンに対しては G-CSF 製剤の予防投与が推奨される．65 歳以上や発症の危険因子がある場合には発症率が 10〜20％でも投与してよい．肺癌診療では発症率の高いレジメンは多くないが，危険因子（高齢者・肺疾患合併）などが多いことに留意する．FN 発症後の治療的投与は生存率の改善に寄与しない．また，過去に FN を起こした患者に対する次コースの場合には，G-CSF 製剤の予防投与ではなく抗癌剤自体の減量が推奨されている．

文献

1) Freifeld AG, et al. Clinical practice guideline for the use of antimicrobial agents in neutropenic patients with cancer: 2010 Update by the Infectious Diseases Society of America. Clin Infect Dis 2011;52:427-31

2) Klastersky J, et al. The Multinational Association for Supportive Care in Cancer risk index: A multinational scoring system for identifying low-risk febrile neutropenic cancer patients. J Clin Oncol 2000;18:3038-51

B 高カルシウム血症 135

B 高カルシウム血症

1. 機序

悪性腫瘍における高カルシウム血症の要因としては，
①骨転移からのサイトカインの分泌(local osteolytic hypercalcemia；LOH)
②腫瘍からのPTHrP(副甲状腺ホルモン関連蛋白)の分泌(humoral hypercalcemia of malignancy；HHM)
が考えられている．特に肺癌においては，扁平上皮癌でPTHrPの分泌が知られる他，小細胞癌・扁平上皮癌ではPTH自体の異所性分泌を示すものも指摘されている．

2. 症状

尿濃縮障害による多尿・脱水・腎機能低下，悪心・嘔吐・食欲不振などの消化器症状を来し，進行した場合には傾眠傾向・意識障害など神経症状が出現する．また，循環動態に対してはQT短縮による不整脈を来すことがあり，注意を要する．

3. 治療

症状や血清Ca濃度〔アルブミン補正Ca値＝実測Ca濃度(mg/dL)＋［4－実測Alb濃度(g/dL)]〕によって対応は代わるが，①軽症：Ca＜12 mg/dL かつ無症候性の場合は原病に対する治療を継続することで経過観察が可能と考えられる．②中等症：12＜Ca＜14 mg/dL かつ有症状の場合，③重症：Ca＞14 mg/dL の場合は積極的な治療の適応となる．

1) 補液

細胞外液を200～300 mL/h で投与し尿量が100～150 mL/h となるように調節する．尿中への排泄を促すことでCa濃度の低下を図ることができる．悪性腫瘍患者においては心不全・腎不全を招くリスクが高く，循環動態に注意して行う必要がある．溢水を来した場合は少量ループ利尿薬の静脈注射(10 mg または 20 mg より開始)を検討する．

2）ビスホスホネート製剤

強力な骨吸収抑制作用をもつことから，骨転移のある症例に対して使用されることが多い．ただし効果出現までに数日かかることから神経症状など緊急性を要する場合は他治療と併用する．ゾレドロン酸が使用されることが多いが，腎機能への影響に注意して投与する必要がある．また，ランクル阻害薬であるデノスマブでも同様の効果は得られるが，高カルシウム血症への保険適用はない．

3）カルシトニン

作用時間が短いことから，神経症状が出現している場合など緊急時にはカルシトニンの静脈注射を検討する．骨吸収抑制作用および尿中排泄促進作用の両方の作用をもち，持続時間は短いが，4〜6時間で 1〜2 mg/dL 程度の速効性の Ca 濃度低下が期待できる．

■高カルシウム血症の治療薬

薬剤	機序	効果出現時間	作用時間
補液（外液）	血管内 volume 増加 尿中排泄促進	数時間	補液継続中
ループ利尿薬	尿中排泄促進	数時間	静脈注射継続中
カルシトニン	骨吸収抑制 尿中排泄促進	4〜6 時間	48 時間
ビスホスホネート	骨吸収抑制	24〜72 時間	2〜4 週間
デノスマブ	骨吸収抑制	4〜10 日	4〜15 週間

文献

1) Stewart AF. Clinical practice. Hypercalcemia associated with cancer. N Engl J Med 2005;352:373-9
2) Bilezikian JP. Management of acute hypercalcemia. N Engl J Med 1992;326:1196-203

C 上大静脈症候群

1. 病因

上大静脈症候群は上大静脈が狭窄・閉塞する病態で，右縦隔の病変またはリンパ節腫大により形成されることが多い．①腫瘍自体の圧排，②リンパ節腫大による圧排，③血栓形成による塞栓などが原

C 上大静脈症候群 137

因となる．肺癌ではその解剖学的位置から発生頻度が高く，小細胞肺癌全体の 10％，非小細胞肺癌でも 1.7％にみられる．

2. 症状・評価

　狭窄・閉塞の程度に関しては造影 CT で評価を行うが，狭窄完成までにかかった時間により症状の重症度が異なる．緩徐に発達した狭窄は高度であっても下大静脈や奇静脈への側副血行路の発達により軽症となる．以下のような症状により，重症度分類を行い，治療介入を検討する．

■上大静脈症候群の重症度分類

Grade		発症率(%)	症状
0	無症状	10	無症状だが，画像上狭窄あり
1	軽症	25	頭頸部浮腫・チアノーゼ・顔面紅潮
2	中等症	50	頭頸部浮腫＋機能障害（嚥下障害・咳嗽・運動障害・視野障害）
3	重症	10	軽度頭蓋内圧亢進症状（頭痛・めまい）軽度咽頭浮腫・軽度心拍出量低下（起立性低血圧）
4	致死的	5	重度頭蓋内圧亢進症状（見当識障害・昏睡）重度咽頭浮腫（喘鳴）重度心拍出量低下（失神・低血圧・腎機能低下）
5	死亡	<1	死亡

3. 治療

　重症度および腫瘍性質上の化学放射線療法に対する感受性から治療選択を行う．

1）ステント留置術

　Grade 3 以上の緊急性のある症例や，化学放射線療法で奏効が期待できない症例に対して適応となる．症状の改善は早く，チアノーゼは数時間，浮腫も数日で解消される．

2）放射線療法

　小細胞肺癌や悪性リンパ腫など感受性の高い腫瘍では約 8 割で奏効が得られる．非小細胞肺癌でも約 6 割で症状改善を認める．

3）化学療法

小細胞肺癌や悪性リンパ腫など抗癌剤に対する奏効率の高い腫瘍においては，ステント・放射線照射など局所の治療ではなく，全身化学療法によっても約8割の症例で改善が得られる．

■ 上大静脈症候群の治療

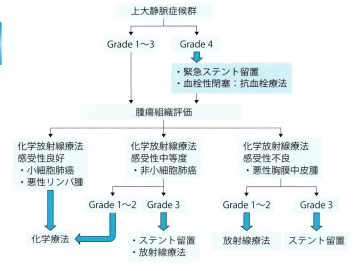

文献

1) Rowell NP, et al. Steroids, radiotherapy, chemotherapy and stents for superior vena caval obstruction in carcinoma of the bronchus: a systematic review. Clin Oncol 2002;14:338-51
2) Yu JB, et al. Superior vena cava syndrome — a proposed classification system and algorithm for management. J Thorac Oncol 2008;3:811-4

D 抗利尿ホルモン不適合分泌症候群(SIADH)

1. 機序

　抗利尿ホルモン不適合分泌症候群(syndrome of inappropriate secretion of ADH；SIADH)は下垂体後葉からの ADH 分泌の異常により発症する．ADH は本来ならば体内の水分量低下を感知して分泌される．水分過多の状態で ADH が分泌されると，腎臓での水分吸収・Na 排泄が亢進し，結果的に低ナトリウム血症を来す．これにより，頭蓋内圧亢進症状を引き起こし，悪心・嘔吐・食欲不振など消化器症状，重症の場合には痙攣・意識障害など神経症状が出現する．

　原因としては，頭蓋内の病変(腫瘍・出血)や処置(脳外科手術・頭蓋内照射)，腫瘍性の異所性 ADH 分泌による機序が知られている．特に小細胞肺癌では全体の 10～45％で ADH 過剰分泌がみられる．また，肺癌に使用される CDDP を代表として，抗癌剤の副作用としても薬剤投与後に一時的な低ナトリウム血症を認めることがある．これには薬剤による塩類喪失性腎症(renal salt wasting syndrome；RSWS)と SIADH が関与していると考えられている．

2. 診断

1)必須所見

①低浸透圧：血漿浸透圧＜275 mOsm/kg.

②低浸透圧下にもかかわらず尿浸透圧が保たれる：尿浸透圧＞100 mOsm/kg.

③体液量正常：脱水所見がない(起立性低血圧・頻脈・皮膚ツルゴール低下・口腔内粘膜乾燥がない)．溢水所見がない(浮腫・胸腹水がない)．

④ Na 過剰摂取がないにもかかわらず尿中 Na 排泄高値：尿中 Na＞40 mEq/L.

⑤甲状腺機能・副腎機能正常．

⑥利尿薬を使用していない．

2)参考所見

　a)血中尿酸値＜4 mg/dL.

b)血中尿素窒素値＜10 mg/dL.
c)FE_{Na}＞1％，FE_{UN}＞55％.
d)生理食塩水の投与でも低ナトリウム血症が改善しない.
e)水制限で低ナトリウム血症が補正できる.
f)水負荷試験で利尿が不十分または尿希釈が不十分.
g)低浸透圧にもかかわらず血中 ADH 値が感度以上.

前記の 1)を満たすことが診断基準となるが，臨床的には血清浸透圧と尿中浸透圧の解離がみられることが重要な所見である．副腎や甲状腺の機能，心不全，肝硬変，腎性 Na 喪失，下痢，嘔吐などの他の原因がないことも確認する.

3. 治療

体内の水分貯留と Na 喪失が原因であることから，原疾患の治療（原病に対する化学療法・原因薬剤の中止）を行うとともに，SIADH に対する治療としては以下が挙げられる.

①水制限：総水分摂取を 15～20 mL/kg へ制限
② Na 摂取：食塩を 200 mEq 以上投与

特に血清 Na 値＜120 mEq/L で意識障害を認める場合は，3％食塩水の投与による緊急的な Na 補正が必要である．その補正の際，急激な Na 上昇は浸透圧性脱髄症候群（橋中心髄鞘崩壊症）を招く恐れがあるため，10 mEq/L/24 h 以上の補正は控える.
これらの治療でも効果が乏しい難治性の SIADH に対しては，以下の薬剤の効果が示されている.

① ADH 受容体阻害薬：モザバプタン塩酸塩 30 mg/日を 3 日間，効果があれば 7 日間投与.
②デメクロサイクリン 600～1,200 mg/日（保険適用外使用）：高用量投与により腎性尿崩症を引き起こすことで，尿濃縮障害による尿中への水分排泄を促進

文献

1) Ellison DH, et al. Clinical practice. The syndrome of inappropriate antidiuresis. N Engl J Med 2007;356:2064-72

（野田翔子・後藤　悌）

E 気道狭窄

1. 分類 [1]

■ 気道狭窄の分類 [1]

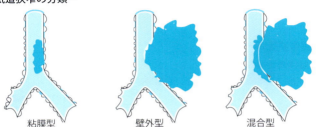

粘膜型　　壁外型　　混合型

気道狭窄は,隆起性病変が原因である粘膜型,壁外からの圧排が原因である壁外型,両者が混在する混合型に分類される.

2. 手技選択 [2]

■ 悪性腫瘍による気道狭窄に対する内視鏡治療選択 [2]

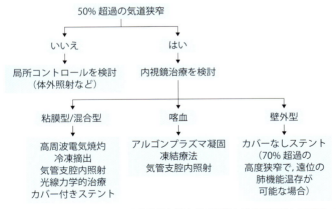

英国胸部学会のガイドラインから軟性気管支鏡で可能な治療を抜粋して示す.重症または生死に関わる状況では硬性気管支鏡による治療が推奨されているが,熟練の技術を要する手技であり,詳細は専門書に譲る.

3. ステント [2]

　壁外型狭窄に対しては，カバーなしステントの留置が唯一の適応である．

　粘膜型または混合型狭窄に対しては，ステント内への腫瘍の浸潤を防ぐため，カバー付きステントの留置が望ましい．気管狭窄の場合など，必要に応じて次項の腫瘍減量術を併用する．

4. 腫瘍減量術 [2]

■ 各腫瘍減量術の要約

治療法	効果時間	症状緩和	気道開存	特徴
光線力学的治療	48 時間以内	100%	80%	光感受性物質の投与後にレーザー光を照射し，腫瘍に特異的な細胞死を惹起する．治療後，暫く遮光が必要である．
気管支腔内照射	数日から数週間で徐々に	69〜90%	78〜85%	腫瘍の内部または辺縁に放射線源を留置し，局所治療を行う．放射線管理下に行う必要がある．狭窄を来すことがある．
凍結療法	1〜2 週間	70〜93%	77〜79%	液体窒素による冷凍と解凍を繰り返して腫瘍壊死を起こし，壊死物質を後で回収する．
冷凍摘出	即時	>90%	83〜91%	冷凍摘出の場合は，プローブ先端に凍らせたアイスボールごと除去することで，即時に効果を得られる．
レーザー	即時	63〜94%	>90%（気管）60〜70%（末梢）	レーザー光の熱エネルギーにより，腫瘍を凝固および気化させる．気化作用が強く，穿孔を起こさないよう注意する．
高周波電気焼灼	即時	70〜97%	88%	スネア，プローブ，ニードルナイフ，ホットバイオプシー型がある．気管支軟骨の損傷を防ぐため，長時間の凝固は避ける．

（つづく）

E 気道狭窄 143

（つづき）

治療法	効果時間	症状緩和	気道開存	特徴
アルゴンプラズマ凝固	即時	100%（喀血例）	91%	作用部位は比較的浅く，乾燥と凝固作用により急速に止血できる．ビームは抵抗の高い組織に向かって少し曲がる性質がある．

　表に記載した特徴を理解し，病態に応じた適切な治療を選択する．

文献

1）Bolliger CT, et al. Therapeutic bronchoscopy with immediate effect: laser, electrocautery argon plasma coagulation and stents. Eur Respir J 2006;27: 1258-71

2）Du Rand IA, et al. British Thoracic Society guideline for advanced diagnostic and therapeutic flexible bronchoscopy in adults. Thorax 2011;66 Suppl 3:iii1-21

（松元祐司）

V 緩和医療

A 疼痛緩和

1. 緩和ケアとがん疼痛

緩和医療は，診断早期から提供することで，患者QOLと予後が改善することから，がん治療のすべての時期において，包括的ながん医療として求められている．

■ 緩和ケアの定義（WHO，2002年）

> 生命を脅かす疾患による問題に直面する患者とその家族に対して，痛みやその他の身体的，心理的，社会的な問題，さらにスピリチュアルな問題を早期に発見し，適切なアセスメントとマネジメントを行うことによって，苦痛の予防や緩和を図り，QOL（生活の質）を改善する医療である．

患者の抱える苦痛は多岐にわたるが（全人的苦痛），疼痛は頻度が高くQOLに影響を与える身体症状であり，がん治療医として必ず対処しなければならない．

■ 全人的苦痛 Total pain

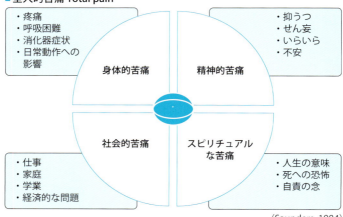

(Saunders, 1984)

A 疼痛緩和　　145

2. がん疼痛の評価

　がん患者の痛みが全てがんの痛みとは限らない．総合的にかつ正確に判断することで，適切な薬物選択，そして症状緩和につながるため重要である．

■ がん疼痛の評価

痛み	評価
痛みの部位	どこが痛むか，1か所か，複数か所か
痛みの パターン	持続痛のみ，持続痛＋突発痛，突発痛のみ．持続時間
痛みの強さ	Visual analog scale（VAS） 0 ——————————— 10 Numerical rating scale（NRS） 0　1　2　3　4　5　6　7　8　9　10 Faces pain scale 0 痛くない　1 ちょっと痛い　2 もうちょっと痛い　3 結構痛い　4 かなり痛い　5 想像を超えるほど痛い
痛みの経過	急に出現したのか，以前より出現し徐々に増強してきたのか，等
痛みの性状	鈍い，押されるような，脈を打つような⇒侵害受容性疼痛　痺れるような，電気が流れるような，焼けるような⇒神経障害性疼痛
痛みへの 影響	増悪因子，軽快因子
現在の治療	定期投与薬，レスキュー薬に対する効果の有無 副作用の有無（吐き気，便秘，眠気，他）

■ 疼痛の種類と薬剤選択

侵害受容性疼痛	内臓痛	腹部腫瘍の痛みなど局在があいまいで鈍い痛み ズーンと重い	NSAIDS アセトアミノフェン オピオイド
	体性痛	骨転移など局在がはっきりした明確な痛み ズキッとする	NSAIDS アセトアミノフェン オピオイド
神経障害性疼痛		神経叢浸潤，脊髄浸潤など，びりびり電気が走るような・痺れる・じんじんする痛み	鎮痛補助薬

3. がん疼痛の治療

がん疼痛治療は，WHO方式癌疼痛治療法に基づいて行うことで80％以上の鎮痛効果が得られる．

■ WHO三段階除痛ラダー

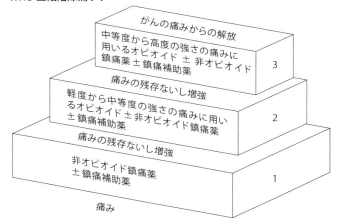

■ がん疼痛治療の目標

第1目標	第2目標	第3目標
痛みに妨げられない夜間の睡眠	安静時の痛みの消失	体動時の痛みの消失

A 疼痛緩和　147

■鎮痛薬使用の5原則

・経口的に（by mouth）
・時刻を決めて規則正しく（by the clock）
・除痛ラダーに沿って効力の順に（by the ladder）
・患者ごとの個別的な量で（for the individual）
・その上で細かい配慮を（with attention to detail）

■がん疼痛治療に使用される薬剤

種類	薬剤
非オピオイド鎮痛薬	NSAIDS，アセトアミノフェン
弱オピオイド	コデインリン酸塩，トラマドール
強オピオイド	モルヒネ，オキシコドン，フェンタニル，タペンタドール，メサドン

文献
1）日本緩和医療学会緩和医療ガイドライン委員会, 編. がん疼痛の薬物療法に関するガイドライン 2014 年版. 金原出版, 2014
2）世界保健機関, 編；武田文和, 訳. がんの痛みからの解放―WHO 方式がん疼痛治療法. 金原出版, 1996

Nurse's Eye

　緩和ケアにおいて看護師の果たすべき役割は大きい．患者ができるだけいつも通り，できるだけ不便なく，その人らしく生活していけるよう支援したい．患者の希望を把握し，大切にしているものを一緒に大切にしながら共に歩む姿勢が必要である．

> **緩和ケアにおける看護師の役割**
> ①症状マネジメント
> ②医療チームへの情報提供
> ③日常生活支援（清潔ケア，移動の介助，ベッドサイドの環境整備など）
> ④在宅環境の調整（社会資源の活用など）
> ⑤精神的ケア
> ⑥家族ケア
> ⑦患者指導
> ⑧患者のニーズに合わせた医療チームの調整　など

（井手真弓）

B オピオイドの使い方

1. 強オピオイド

オピオイド導入時は，低用量から内服，坐薬，注射のいずれかの方法で定期使用し1〜数日ごとに症状に応じて30〜50%ごと増量する．貼付剤からの導入は調節性が悪く鎮痛効果安定までに時間がかかるため推奨しない．

例① オキシコンチン®　　（10 mg）2錠　分2　12時間ごと
例② MSコンチン®　　　　（10 mg）2錠　分2　12時間ごと

■ 強オピオイドの剤形と製剤

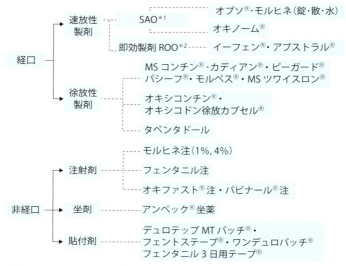

*1 SAO : short acting opioid, *2 ROO : rapid onset opioid

2. オピオイドスイッチング（種類変更）

以下のような場合に等換算比（表）を目安に行う．
①副作用（便秘，眠気，吐き気，瘙痒感など）
②症状緩和が得られないとき

③内服不能時（嚥下困難，腸閉塞，意識低下など）

■オピオイド等鎮痛力価換算比

経口 タペンタドール 200 mg/d		モルヒネ坐薬 40 mg/d		経口 トラマドール 300 mg/d
∥		∥		
経口 オキシコドン 40 mg/d	＝	経口 モルヒネ 60 mg/d	＝	フェンタニル貼付剤 25 µg/h 例）フェントス® 2 mg
∥		∥		
オキシコドン注 30 mg/d	＝	モルヒネ注 30 mg/d	＝	フェンタニル注 0.6 mg/d

上記の換算比は目安であり，変更後は鎮痛効果と副作用を注意深く観察して投与量を調節すること．

3. 突発痛・残存痛への対処

アルゴリズムに沿って対処する．通常，残存する痛みに対してレスキュー薬を使用する．

■がん疼痛治療のアルゴリズム

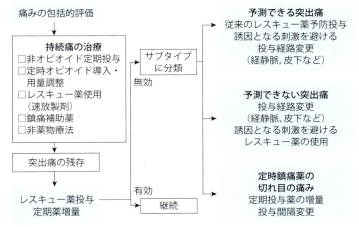

（引用：医療用麻薬適正使用ガイダンス）

■ レスキュー製剤一覧（経口・坐薬・口腔粘膜）

	短時間作用型オピオイド SAO（Short Acting Opioid）		坐薬	即効性オピオイド ROO（Rapid Onset Opioid）	
	オプソ® モルヒネ	オキノーム®	アンペック®	イーフェン® （バッカル）	アブストラル®（舌下）
吸収開始	10 分以内	10 分以内	20 分	1 分〜	1 分〜
効果発現	10〜30 分	10〜30 分	1〜2 時間	10 分以内	10 分以内
投与間隔	30 分	1 時間	2 時間	4 時間	2 時間
一日回数上限	—		—	4 回まで	4 回まで
注意	①一日定期オピオイド投与量から一回量を設定する ②レスキュー回数が多い場合は定時オピオイドの増量の可否を検討			①投与量は定時オピオイド量に関わらず低用量規格から用量設定（タイトレーション）が必要 ②最高用量は 800 μg/回	

❗ 1 回レスキュー量＝1 日徐放性オピオイド投与量の 10〜20%

例① （オキシコンチン® 60 mg/日使用している場合）
　　疼痛時　オキノーム®散　10 mg/回　60 分あけて追加内服可
例② （フェントス®　4 mg 貼付している場合）
　　疼痛時　オプソ®　20 mg/回　30 分あけて追加内服可

❗ 突発痛とフェンタニル口腔粘膜製剤（即効性オピオイド ROO）の適正使用

①突発痛のみを適応とする薬剤．現在 2 種類あり（上記「レスキュー製剤一覧」参照）．
②従来のレスキュー薬で対処困難な場合にのみ使用する．
③定期オピオイド量に関わらず，1 回レスキュー量のタイトレーション（用量調整が必要）．
④1 日 4 回まで．

（つづく）

■ フェンタニル口腔粘膜製剤投与量の設定

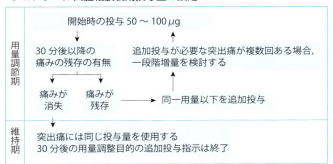

■ フェンタニル口腔粘膜製剤の用量調節方法

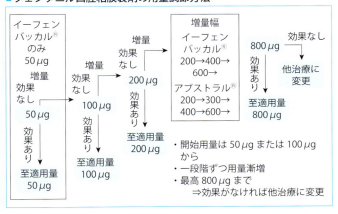

■ フェンタニル口腔粘膜製剤規格の選択

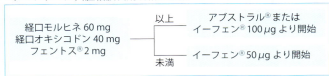

4. オピオイドの代表的な副作用

①悪心・嘔吐：30％に出現．1～2週間で消失．制吐剤使用．

例）ノバミン　　　2錠　分2
例）トラベルミン　3T　　分3

②便秘：ほぼ必発．耐性は形成されない．緩下剤併用．
③眠気：開始時，増量時に出現．耐性形成あり．ただし併用薬，電解質異常など他の要因を確認のこと．

5. 難治性疼痛

①鎮痛補助薬併用
②非薬物療法（RT，手術，骨セメント，神経ブロックなど）
③メサドン
- 高用量強オピオイド抵抗性難治性疼痛に使用．
- 個体差あり，血中半減期が36～120時間．換算比なし．
- 副作用として一般的なオピオイドの副作用の他，QT延長，心室頻拍が報告されている．
- 現在，処方・調剤は登録医・登録薬剤師に限られる．使用時は緩和ケア専門家に必ずコンサルテーションをすること．

文献
1）日本緩和医療学会緩和医療ガイドライン委員会, 編. がん疼痛の薬物療法に関するガイドライン, 2014年版. 金原出版, 2014

C その他の症状

1. 呼吸困難

- 対処可能な病態かどうかしっかりアセスメントをする．

C その他の症状　153

■ 呼吸困難時の病態

病態	治療
頻度が高いもの	
がん性リンパ管症 肺転移	ステロイド
肺炎・無気肺	抗生物質
胸水・腹水	ドレナージ
心不全	利尿薬，輸液の減量
貧血	輸血
頻度が低いもの	
気胸	胸腔ドレナージ
気道狭窄	放射線治療・気管ステント
喘息・COPD	気管支拡張薬・ステロイド
心嚢液貯留	心嚢ドレナージ
上大静脈症候群	放射線治療・上大静脈ステント
不安(パニック障害)	抗不安薬・SSRI

• 原因の対処が難しい場合，ステップに従って治療する．

■ 呼吸困難の治療ステップ

• 抗不安薬を追加

• 治療目標を相談
• モルヒネの定期投与
　• 呼吸数≧10 回で眠気を許容できる
　　範囲で 20% / 1〜3 日ずつ増量

• ステロイド
• モルヒネまたは
　抗不安薬の頓服

酸素
輸液　　500〜1,000 mL 以下に減量
咳・痰の対処

STEP1　　　　　STEP2　　　　　STEP3

注：ステロイドの使用については使用期間，予後に留意して行う．

• 常に，輸液量，咳・痰への対処，酸素投与については考慮する．

1）薬物療法

①モルヒネ

- 少量から開始し漸増．非常に苦しいときは注射で開始．
- 疼痛と異なり 1 日量 150〜200 mg 以上使用しても呼吸困難症状の緩和は得られない．
- 疼痛に対してすでにオキシコドンやフェンタニルを使用している場合は，20％の増量で効果をみるが，乏しければ，モルヒネ製剤へ切り替える．
- オピオイドの副作用対策（制吐，便秘対策）を忘れずに．

例）	塩酸モルヒネ末	3 mg/回	息苦しい時　30 分あけて追加可
例）	MS コンチン®	20 mg 分 2	12 時間ごと
例）	塩酸モルヒネ注	5 mg/日	希釈して 24 時間持続注射

②コルチコステロイド

抗炎症作用，浮腫軽減作用で呼吸困難が緩和する．

例）	デカドロン®	2 mg	分 2　朝，昼

③抗不安薬

不安による症状の悪循環を抑える．

例）	アルプラゾラム	1〜3 錠　分 1〜3	
例）	ミダゾラム	2.5〜5 mg　希釈して　24 時間持続注射（内服困難な場合．鎮静開始用量の 10 分の 1 の用量：抗不安効果を期待）	

2. 倦怠感

1）がん治療中・後

適度な運動（ウォーキングなど）と十分な休息が有効．L-カルニチン，EPA，DHA，またエビデンスは乏しいが，補中益気湯，十全大補湯などの漢方薬の有効性が報告されている．コルチコステロイドは使用期間，予後を勘案して漫然と使用しないこと．

2）進行終末期（身の置き所の無さといった倦怠感）

薬物療法ではコルチコステロイドを，また間接的な症状緩和として，十分な睡眠確保，散歩などの気分転換，ハッカ油を使用した清拭などのケアが有効である．

C　その他の症状　155

例）　コルチコステロイド　例）　デカドロン® 2 mg　分2　朝・昼

3.悪心・嘔吐

- 進行がん患者において悪心・嘔吐の原因は様々である．原因に対する対処が可能かアセスメントをしっかりする．

■悪心・嘔吐の原因と対処

原因	対処
消化管閉塞	減圧（胃管，PEG，PTEG など） 緩和手術（バイパス術，ストマ造設） サンドスタチン®　300～600 µg/日　持続皮下または静注 コルチコステロイド　例）リンデロン 2 mg/日
便秘	緩下剤，大腸刺激剤，Cl イオンアクベーター
胃粘膜障害	プロトンポンプインヒビター，H_2 ブロッカー
電解質異常 （高 Ca 血症）	ゾメタ®，エルシトニン®，ランマーク®など
頭蓋内圧亢進	コルチコステロイド　例）リンデロン® 8 mg　分1～2　漸減 浸透圧利尿薬　例）グリセオール　200 mL　1～3 回/日
前庭性障害	抗ヒスタミン薬　例）トラベルミン® 1T 頓～定時
予期性・ 心因性	抗不安薬　例）アルプラゾラム 1T　頓～1～3 回/日
治療関連 化学療法 放射線療法	5-HT_3 受容体拮抗薬，イメンド®，コルチコステロイド 5-HT_3 受容体拮抗薬

- そのうえで対症療法を実施する．

■悪心・嘔吐の対症療法

原因	処方例
中枢性制吐剤	ノバミン® 1 回 1 錠　1 日 1～3 回 ノバミン®注　1A　1 日 1～3 回 セレネース注 0.5A　1 日 1～2 回
末梢性制吐剤	プリンペラン® 1 回 1 錠　1 日 1～3 回 プリンペラン®注 1A　1 日 1～3 回
抗ヒスタミン剤	トラベルミン®　1 回 1 錠　1 日 1～3 回 アタラックス®P 注　25 mg　1 日 1～3 回

（つづく）

(つづき)

原因	処方例
MARTA	耐糖能異常のない場合　ジプレキサ® 2.5〜5 mg　眠前 耐糖能異常のあり場合　リスペリドン　1 mg　眠前

4. 終末期苦痛緩和のための鎮静

日本緩和医療学会終末期苦痛緩和のための鎮静に関するガイドラインをもとに適応，倫理的配慮を十分吟味したうえで実施する．

■ 終末期苦痛緩和のための鎮静の実施アルゴリズム

①②③④全てが評価・実施され条件を満たす場合のみ鎮静の適応となる
①②③④の定期的再評価は必須

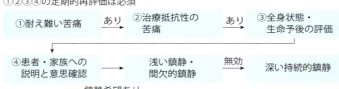

(日本緩和医療学会，編．苦痛緩和のための鎮静に関するガイドライン 2010 年版)

- 通常のマネジメントで緩和困難な症状に対して適応
- 本人，家族，多職種で話し合う
- 鎮静方法の検討(間欠的/持続的，浅い/深い鎮静)
- 鎮静薬剤の選択

!　**間欠的鎮静**
(例)　フルニトラゼパム 0.5〜1 mg＋生食 100 mL 点滴静注
患者の状態を観察しながら投与量を調整．

!　**持続鎮静**
(例)　ミダゾラム持続静注または持続皮下注
　　　開始量：0.2〜1 mg/時間，投与量：5〜120 mg/日
　　　鎮静の状況を観察し調整．

文献

1) 日本緩和医療学会緩和医療ガイドライン作成委員会, 編. がん患者の呼吸器症状の緩和に関するガイドライン, 2011 年版. 金原出版, 2011
2) 日本緩和医療学会緩和医療ガイドライン作成委員会, 編. がん患者の消化器症状の緩和に関するガイドライン, 2011 年版. 金原出版, 2011
3) 日本緩和医療学会, 編. 専門家をめざす人のための緩和医療学: Ⅱ-3 倦怠感. 南江堂, 2014
4) 日本緩和医療学会緩和医療ガイドライン作成委員会, 編. 苦痛緩和のための鎮静に関するガイドライン, 2010 年版. 金原出版, 2010

(里見絵理子)

D 精神的・心理的サポート

1. うつ病・適応障害

1) うつ病・適応障害の疫学

- 積極的抗癌治療中の患者における有病率は, うつ病 13〜20%, 適応障害 15〜25% である. なかでも肺癌患者は高率にうつ病を合併する.

2) うつ病・適応障害の診断

- 癌の告知や治療中の再発などの悪い知らせを受けた直後には, 強い抑うつや不安, 恐怖, いらだちなどが生じ, 日常生活に大きな支障を来すこともある. しかし, 通常は 2 週間ほどで回復し, 日常の活動を再開することができるようになる.
- 2 週間を経過しても回復が認められない場合には, うつ病または適応障害が疑われる.

① うつ病の診断

- 以下の症状のうち, 5 つ以上(少なくとも 1 つは①または②)が 2 週間続く.

①抑うつ気分
②興味・喜びの減退
③食欲減退・体重減少
④不眠・過眠
⑤焦燥・制止

⑥疲労感・気力減退
⑦無価値感・罪責感
⑧思考力・集中力の減退
⑨希死念慮

② 適応障害の診断

- はっきりと確認できるストレス因に反応して気分の落ち込みや不

安などの症状が続くが，うつ病の基準は満たさない．

3）うつ病・適応障害のスクリーニング

- つらさと支障の寒暖計，ワンクエスチョンインタビューなどがある（http://pod.ncc.go.jp）．

4）うつ病・適応障害の治療法

- 軽症のうつ病および適応障害の治療は精神療法であり，中等症以上のうつ病では精神療法に薬物療法を併用するのが一般的である．
- 抑うつが強い場合や希死念慮を訴える場合は，精神腫瘍科へのコンサルテーションを積極的に考慮する．

①精神療法

■ 支持的精神療法

患者の先行きへの不安や恐怖，孤独感などの思いを傾聴し，批判や解釈することなく受容，患者を支え続ける関わりをする．

②薬物療法

- 中等度以上のうつ病では，選択的セロトニン再取り込み阻害薬（SSRI），セロトニン・ノルアドレナリン再取り込み阻害薬（SNRI），ノルアドレナリン作動性特異的セロトニン作動性抗うつ薬（NaSSA）などを，身体状態や抗癌剤との薬剤相互作用を考慮しながら使用する．抗うつ薬は効果発現まで2週から4週間程度要することが多い．

■ 抗うつ薬

抗うつ薬（使用例）	特徴・注意点
SSRI ・セルトラリン 25 mg　1錠 　1日1回　夕食後　1回2錠まで増量 ・エスシタロプラム 10 mg　1錠 　1日1回　夕食後	・悪心が2〜3割の患者に出現するが，1週間ほどで耐性を生じることが多い ・焦燥や不眠などが生じた場合は中止する
SNRI ・デュロキセチン 20 mg　1カプセル 　1日1回　朝食後　1回2カプセルまで増量	
NaSSA ・ミルタザピン 15 mg　1錠 　1日1回　就寝前　1回2錠まで増量	・眠気に注意する ・悪心が少ない ・CYP阻害作用が少ない

- 軽症うつ病や適応障害に対して抗不安薬を使用することもある

D　精神的・心理的サポート　159

が，依存が生じないよう短期間の使用にとどめる必要がある．

使用例　アルプラゾラム 0.4 mg/回　1 日 2〜3 回

2. せん妄

1) せん妄の疫学

　癌患者における有病率は 20〜30％，終末期には最終的に 80％以上になる

2) せん妄の診断

■ せん妄の診断

せん妄の診断	具体的な臨床症状
・注意の障害　意識の障害	・会話に集中できない ・場当たり的な返事を繰り返す ・声をかけないとすぐに眠ってしまう
・短期間のうちに出現（通常数時間〜数日） 　1 日の経過中で重症度が変動する	・午前中は落ち着いて会話もできていたが，夜になるとそわそわ落ち着かず，話の辻褄が合わなくなる
・認知の障害 （記憶欠損，失見当，言語・視空間認知・知覚の障害など）	・直前のことが思い出せない ・病院と家を間違えたり，朝と夕を間違える ・人がいない場所で「人がいる」と言って話しかける
・病歴，身体診察，臨床検査所見から，医学的疾患，または薬物などによる直接的な生理学的結果により引き起こされたという証拠がある	・せん妄の原因となる身体状態の変化がある ・せん妄の原因となる薬剤の使用や変更がある

3) せん妄のリスク評価

　下記にあてはまる場合は，せん妄ハイリスク患者として対応する．

- 高齢（特に 70 歳以上）
- せん妄の既往あり
- PS 3 以上
- 3 日以内に 38℃台の発熱
- 中枢神経病変（脳転移あるいは髄膜炎など）
- マイナートランキライザーの使用
- 強い疼痛，オピオイド増量

4) せん妄の治療

- せん妄の原因を同定し，その治療を開始する．

■ せん妄発症の直接要因

- 中枢神経系への直接侵襲(脳転移，髄膜炎など)
- 臓器不全による代謝性脳症(肝・腎障害，呼吸不全など)
- 脱水
- 電解質異常(高カルシウム血症，低ナトリウム血症など)
- 抗癌治療の副作用
- 薬剤(オピオイド，ベンゾジアゼピン系薬剤など)
- 感染症(肺炎，尿路感染，創部感染など)
- 貧血
- 栄養障害(低蛋白血症)
- 腫瘍随伴症候群

- せん妄を促進させる要因に対して介入を行う．

■ せん妄への環境的・支持的介入

環境的介入	・照明の調整(夜のめりはりをつける，夜間の薄明かりなど) ・日付・時間の手がかり(カレンダー，時計などを置くなど) ・眼鏡，補聴器の使用 ・親しみやすい環境の提供(家族との面会，自宅で使用していたものを置くなど) ・オリエンテーションを繰り返しつける
支持的介入	・積極的な身体症状の緩和(除痛など) ・点滴ルートの整理など ・拘束を控える ・家族への説明，家族ケア
安全確保	・患者周囲の危険物の撤去(はさみ，ナイフなど) ・頻回の見回り ・離床センサーの設置

- せん妄の発症要因の同定やその治療が困難な場合，治療に時間を要する場合は，対症療法として薬物療法を行う．薬物療法としては抗精神病薬が使用される．

D 精神的・心理的サポート 161

■ せん妄の薬物療法

抗精神病薬（使用例）	特徴・注意点
注射薬 • ハロペリドール 2.5 mg＋生食 50 mL 　30 分で点滴静注 　効果がない場合は 1 回 5 mg に増量す 　る 　1 時間あけて 1 日 10 mg まで 　※経静脈投与が困難な場合は，ハロペ 　リドール 5 mg　筋注	• 経静脈，筋肉内投与が可能である • 鎮静作用が少ない • 呼吸・循環器系への有害事象が少な 　い • 錐体外路症状（パーキンソニズム， 　アカシジアなど）に注意する
経口薬 • リスペリドン 0.5〜1 mg/回 　1 時間あけて 1 日 2 mg まで	• 液剤がある • 腎機能障害時には減量する（活性 　代謝産物が腎排泄）
• クエチアピン 25 mg/回 　1 時間あけて 1 日 100 mg まで	• 鎮静作用が比較的強い • 錐体外路症状が少ない • 糖尿病患者には禁忌

文献

1) Mitchell AJ, et al. Prevalence of depression, anxiety, and adjustment disor-
der in oncological, haematological, and palliative-care setting: a meta-analy-
sis of 94 interview-based studies. Lancet Oncol 2011;12:160-74
2) Lawlor PG, et al. Delirium in patients with cancer: assessment, impact,
mechanisms and management. Nat Rev Clin Oncol 2015;212:77-92
3) 内富庸介, 他編. 精神腫瘍学. 医学書院, 2011
4) 日本精神神経学会監修. DSM-5 精神疾患の診断・統計マニュアル. 医学書院,
2014

（中原理佳・清水　研）

Nurse's Eye

- 初回治療後，癌の再発や再燃によって二次化学療法，三次化学療法と治療が行われるが，進行肺癌患者の予後は厳しい.
- 看護師は，その治療の目的，治療効果，今後起こりうる症状を把握し，予測される予後についても考え合わせ，先を見通した関わりをすることが重要である.
- それには，コミュニケーションを重ねながら信頼関係を築き，患者，家族の希望，大切にしているものを把握し，どう生きるのかを共に考え，支えることが必要である.
- また，医療チームで情報を共有し，共に方針を確認，決定できるよう医療チーム内の良好なコミュニケーションも必要である.

(井手真弓)

VI 薬物療法の副作用対策

A 骨髄抑制

- 骨髄抑制とは，骨髄で産生される白血球，赤血球，血小板などの各種血球成分が癌薬物療法などにより減少する状態．白血球減少は易感染性（発熱性好中球減少症），赤血球減少は貧血，血小板減少は出血傾向を引き起こす．
- 骨髄抑制に伴う血球減少の多くは一時的で，抗癌剤投与後1～2週間後に減少のピーク(nadir)に達し，その後回復することが多い．癌薬物療法を繰り返し行われている患者や高齢の患者では，骨髄抑制が長期にわたって持続することがある．

1. 白血球減少症

- 好中球が減少すると発熱性好中球減少症(febrile neutropenia；FN)のリスクが高まる．

> **❗ 発熱性好中球減少症**
> 発熱性好中球減少症は「好中球数が 500/μL 未満，または好中球数が 1,000/μL 未満で 48 時間以内に 500/μL 未満に減少すると予測される状態で，かつ腋窩温で 37.5℃以上（口腔内温 38℃以上）の発熱を生じた場合」と定義される（日本臨床腫瘍学会）．発熱性好中球減少症については別項目での解説を参照のこと．

- 好中球産生を増加させる G-CSF(granulocyte-colony stimulating factor)の使用法については複数のガイドラインが定めている．
- G-CSF は FN の一次予防，二次予防として投与されるものの，発熱を伴わない好中球減少症に対しては一律的に使用すべきでない．癌薬物療法の治療強度を上げたり，治療間隔を短縮する目的(dose-dense therapy)で G-CSF が用いられることがあるが，生存期間の延長が示された限られたレジメンでのみ使用すべきである．非小細胞肺癌をはじめとした症状緩和を目的とする化学療法

では，G-CSF の二次的予防投与は一般に推奨されず，用量・投与スケジュールの変更を考慮すべきである.

■ **G-CSF 製剤の二次予防，治療的投与，放射線併用療法における適応**

二次予防投与	前サイクルまでの治療で好中球減少による合併症を伴った場合に投与を考慮してもよいが，まずは抗癌剤の減量や投与延期を検討する.
治療的投与	・発熱を伴わない好中球減少症ではルーチンに G-CSF の治療的投与をすべきでない. ・FN 患者でも一律的な使用は推奨されない．以下に該当するハイリスク患者に対する使用は推奨される．① 10 日以上遷延する好中球減少，もしくは高度な（100/μL 未満）好中球減少，② 65 歳以上の高齢患者，③原病がコントロールされていない場合，④肺炎合併，⑤低血圧，多臓器不全（敗血症），⑥侵襲性真菌感染，⑦発熱時に入院している患者
化学療法の強度を増強または維持する目的	・G-CSF の併用を前提に治療強度を増強したレジメンで，生存期間の延長が示されている場合は，そのレジメンとともに G-CSF の一次予防的投与が推奨される. ・治癒または生存期間の延長を目的とする化学療法において，治療強度が低下すると予後が不良となることが示されている場合には，治療強度を増強する目的での G-CSF 一次予防的投与が推奨される. ・症状緩和を目的とする化学療法では，G-CSF の一次予防的投与は推奨されない．G-CSF を使用するよりも，レジメン，用量，投与スケジュールの変更を考慮すべきである.
放射線療法もしくは化学放射線療法	・放射線同時併用化学療法施行時，縦隔領域が照射野内に含まれる場合は，G-CSF 使用は推奨されない.

・ G-CSF の一次予防として使用するかどうかは癌薬物療法の FN 発症頻度によって異なる.

■癌薬物療法での G-CSF 予防投与

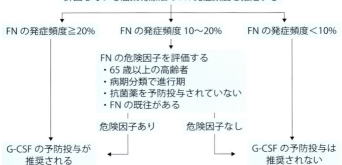

〔日本臨床腫瘍学会, 編. 発熱性好中球減少症(FN)診療ガイドライン. 南江堂, 2012 より〕

■肺癌薬物療法レジメンにおける FN 発症率

	薬物療法レジメン	FN 発症率(％)
非小細胞肺癌	カルボプラチン＋nab-PTX	＜2
	カルボプラチン＋ティーエスワン®	1.1
	カルボプラチン＋パクリタキセル	2〜7.2
	カルボプラチン＋パクリタキセル＋ベバシズマブ	4.2〜5.2
	シスプラチン＋ゲムシタビン	1〜3.7
	シスプラチン＋ドセタキセル	7.4〜11
	シスプラチン＋ビノレルビン	7〜18
	シスプラチン＋ペメトレキセド	1.3
	ドセタキセル	4.9〜15.3
	ペメトレキセド	1.9
	ティーエスワン®	＜1
小細胞肺癌	シスプラチン＋イリノテカン	3.7〜10.6
	シスプラチン＋エトポシド	10.4
	PEI(シスプラチン＋エトポシド＋イリノテカン)*	31.1
	アムルビシン	10.0〜26.8
	トポテカン	3.0〜9.0

*レジメンに G-CSF があらかじめ組み込まれている.

- G-CSF は殺細胞性抗癌剤投与後 24〜72 時間以降に投与する.
- 2014 年 11 月に持続型 G-CSF 製剤であるペグフィルグラスチム（ジーラスタ®）が本邦でも承認された. ペグフィルグラスチムは, フィルグラスチムにポリエチレングリコール(PEG)を化学的に結合させることで体内に残存し, 従来の製剤よりも長期間効果が持続する. 従来のフィルグラスチム皮下注は 1 日 1 回連日投与が必要であるが, ペグフィルグラスチムは化学療法 1 サイクル中あたり 1 回投与と投与法が簡便となった. 米国では 2002 年に FDA より承認を受けている.

2. 貧血（赤血球減少）

- まず可逆的な貧血の原因(特に鉄欠乏性貧血)の検索を行い, 可能なものは治療を行う.
- 慢性貧血では Hb 7 g/dL 以上を目安に輸血を行う.
- 赤血球濃厚液には 19 g/dL のヘモグロビンが含まれる〔2 単位(280 mL)あたり 53 g〕.
- 予測上昇 Hb 値(g/dL)＝投与 Hb 量(g)/循環血液量(dL)(循環血液量＝70 mL/kg＝0.7 dL/kg)

3. 血小板減少症

- 血小板数 5,000/μL 未満で重度の出血が起きると報告されている.
- 原疾患, 出血リスクによって予防的に血小板を輸注する.
- 固形腫瘍では血小板数が 20,000/μL 未満に減少し, 出血傾向を認める場合に, 血小板数が 10,000〜20,000/μL を維持するように血小板輸血を行う.
- 血小板濃厚液 5 単位(100 mL)あたり, 1.0×10^{11} 個以上の血小板が含まれる. 通常 10 単位(200 mL)を用いることが多い.
- 血小板輸血直後の予測血小板増加数(/μL)＝〔輸血血小板総数/(循環血液量(mL)$\times 10^3$)〕$\times 2/3$

文献
1) 日本臨床腫瘍学会, 編. 発熱性好中球減少症(FN)診療ガイドライン. 南江堂, 2012

2) 日本癌治療学会, 編. G-CSF 適正使用ガイドライン 2013 年版. 金原出版, 2013
3) Smith TJ, et al. 2006 update of recommendations for the use of white blood cell growth factors: An evidence-based clinical practice guideline. J Clin Oncol 2006;24:3187-205
4) Flowers CR, et al. Antimicrobial prophylaxis and outpatient management of fever and neutropenia in adults treated for malignancy: American Society of Clinical Oncology clinical practice guideline. J Clin Oncol 2013;31:794-810
5) Schiffer CA, et al. Platelet transfusion for patients with cancer: clinical practice guidelines of the American Society of Clinical Oncology. J Clin Oncol 2001;19:1519-38
6) 厚生労働省医薬食品局血液対策課. 血液製剤の使用指針. 平成 17 年 9 月(平成 26 年 11 月一部改正). 2005

B 悪心・嘔吐

- 悪心・嘔吐は延髄の嘔吐中枢が刺激されて起こり,消化管の $5\text{-}HT_3$ 受容体,第四脳室の chemoreceptor trigger zone(CTZ)の NK1 受容体,$5\text{-}HT_3$ 受容体への刺激が関与する.
- 悪心・嘔吐は① 24 時間以内に発症する急性悪心・嘔吐,② 24 時間以降に発症し 1 週間程度まで続くことがある遅発性悪心・嘔吐,③前治療の悪心・嘔吐などが精神的に影響して起こる予期性悪心・嘔吐に分類される.
- 悪心・嘔吐の治療の基本は予防である.悪心・嘔吐の発生割合によって,薬物療法レジメンの催吐リスク分類がなされ,それに基づき制吐剤が選択される.

■ 点滴抗癌剤の催吐リスク

高度（催吐性）リスク（催吐頻度＞90%）	
イホスファミド（≧2 g/m²） エピルビシン（≧90 mg/m²） シスプラチン	シクロホスファミド（≧1,500 mg/m²） ダカルバジン ドキソルビシン（≧60 mg/m²），など

中等度（催吐性）リスク（催吐頻度 30〜90%）	
アザシチジン カルボプラチン ベンダムスチン シクロホスファミド（≦1500 mg/m²） シタラビン（＞200 mg/m²） ドキソルビシン（＜60 mg/m²） エピルビシン（≦90 mg/m²）	イダルビシン イホスファミド（＜2 g/m²） イリノテカン メルファラン メトトレキサート（≧250 mg/m²） オキサリプラチン，など

軽度（催吐性）リスク（催吐頻度 10〜30%）	
シタラビン（低用量 100〜200 mg/m²） ドセタキセル ドキソルビシン（リポソーマル） エリブリン エトポシド フルオロウラシル ゲムシタビン	メソトレキサート（50〜250 mg/m²） マイトマイシンC パクリタキセル パクリタキセル（アルブミン懸濁） ペメトレキセド トポテカン，など

最小度（催吐性）リスク（催吐頻度＜10%）	
ベバシズマブ ブレオマイシン セツキシマブ デクスラゾキサン フルダラビン イピリムマブ メトトレキサート（≦50 mg/m²） ニボルマブ ペンブロリズマブ	ラムシルマブ リツキシマブ テムシロリムス トラスツズマブ ビンブラスチン ビンクリスチン ビンクリスチン（リポソーマル） ビノレルビン，など

■ 経口抗癌剤の催吐リスク

中等度〜高度（催吐性）リスク	
セリチニブ クリゾチニブ シクロフォスファミド（≧100 mg/m²/day）	エトポシド レンバチニブ オラパリブ，など

最小度〜軽度（催吐性）リスク	
アファチニブ カボザンチニブ シクロホスファミド（＜100 mg/m²/day） ダサチニブ エルロチニブ エベロリムス ゲフィチニブ イマチニブ	メトトレキサート ニロチニブ パルボサイクリブ ソラフェニブ スニチニブ トポテカン バンデタニブ，など

■ 制吐療法
■ 高度催吐性リスク

	1 (抗癌剤投与前)	2	3	4	5（日）
アプレピタント（mg）	125	80	80		
もしくはホスアプレピタント（mg）	150				
5-HT$_3$ 受容体拮抗薬	○				
デキサメタゾン（mg）	9.9	8	8	8	〔8〕

注）アプレピタントを使用しない場合は，1 日目のデキサメタゾン注射薬 13.2〜16.5 mg とする.

■ 中等度催吐性リスク

	1 (抗癌剤投与前)	2	3	4	5（日）
5-HT$_3$ 受容体拮抗薬	○				
デキサメタゾン（mg）	9.9(6.6)*	8	8	〔8〕	

注）デキサメタゾンを積極的に使用できない場合は，デキサメタゾン 2〜4 日間の代わりに，5-HT$_3$ 受容体拮抗薬 2〜4 日間を追加する.

オプション	カルボプラチン，イホスファミド，イリノテカン，メトトレキサートなど使用時				
	アプレピタント（mg）	125	80	80	
	5-HT$_3$ 受容体拮抗薬	○			
	デキサメタゾン（mg）	4.95(3.3)*	〔4〕	〔4〕	〔4〕

*括弧内は代替用量.

■ 軽度・最小度催吐性リスク

（軽度催吐性リスク）	1 (抗癌剤投与前)	2	3	4	5（日）
デキサメタゾン（mg）	6.6(3.3)*				

*括弧内は代替用量.
注）状況に応じてプロクロルペラジンまたはメトクロプラミド.

（最小度催吐性リスク）	1	2	3	4	5（日）
	通常，予防的な制吐療法は推奨されない				

■ 癌薬物療法誘発性の突出性悪心・嘔吐

- 作用機序の異なる制吐薬を併用し，定時投与を行う.
- （5-HT$_3$ 受容体拮抗薬が使用されている場合）他の 5-HT$_3$ 受容体拮抗薬に変更する.
- 化学療法以外の原因を検討する.
- それでも悪心・嘔吐が残存する場合，より強力な予防治療を次回治療より行う.

（日本癌治療学会，編. 制吐剤診療ガイドライン. 金原出版，2014 より改変）

■ 予期性悪心・嘔吐

化学療法前夜と当日朝経口服用
ロラゼパム　0.5〜2 mg（1 日量）
または
化学療法前夜から経口 1 日 3 回服用
アルプラゾラム　0.4〜1.6 mg（1 日量）

（日本癌治療学会，編. 制吐剤診療ガイドライン. 金原出版，2014 より改変）

文献

1）日本癌治療学会, 編. 制吐剤診療ガイドライン. 金原出版, 2014
2）National Comprehensive Cancer Network（NCCN）. NCCN Guidelines Version 1.2015 Antiemesis. Available from http://www.nccn.org/professionals/physician_gls/f_guidelines.asp
3）Basch E, et al; American Society of Clinical Oncology. Antiemetics: American Society of Clinical Oncology clinical practice guideline update. J Clin Oncol 2011;29:4189-98

（朝尾哲彦・藤原　豊）

C　末梢神経障害

- 化学療法による末梢神経障害（chemotherapy-induced peripheral neuropathy；CIPN）は QOL の面からも [1]，化学療法の継続性の面からも重要な問題である.
- CIPN は一般的に神経の軸索，シュワン細胞あるいは後根神経節の細胞障害に起因する [2].
- CIPN を高率に起こす薬剤として白金製剤，タキサン系製剤，ビンカアルカロイドが報告されている [3].

C 末梢神経障害 **171**

- カルボプラチン，ドセタキセルの CINV の頻度はシスプラチン，パクリタキセルよりも低い．また肺癌治療で用いられるビノレルビンはビンカアルカロイドでは CIPN が少ない[4]．

1. 症状

	訴え・所見
感覚性神経障害	痺れ，「ジンジン」「ビリビリ」とした疼痛，知覚鈍麻
運動性神経障害	筋力低下
腱反射低下	アキレス腱反射低下など
自律神経障害	起立性低血圧，便秘，排尿障害，勃起不全など

- タキサン系薬剤，白金製剤ともに最も頻度が高いのは感覚性神経障害である．
- ほとんどの感覚性神経障害は両側性・遠位型に発症する（靴下・グローブ型）．
  ⇒非典型的な分布の場合は癌の脊椎骨転移や神経浸潤，深部静脈血栓症（DVT）などとの鑑別を要する．
- パクリタキセル投与後数日で起こる筋肉痛・関節痛も急性末梢神経障害の 1 つと考えられている．
- シスプラチンでは聴力障害・視神経炎を来すことがある．

2. 予防

- ASCO ガイドラインでは CIPN 予防的薬剤の使用は推奨されていない[5]．
- 特に緩和的化学療法のレジメン選択の際には，患者の生活背景やリスク因子について十分に配慮することが重要である．
- 一般に糖尿病性ニューロパチーなど既存の神経障害ももつ患者には，パクリタキセルの投与は避けることが考慮される．
- アルブミン懸濁型パクリタキセルは従来のパクリタキセルよりも末梢神経障害の悪化が少ないことが示唆されている[6]．

3. CIPN 発症後の対応

化学療法	・Grade 1〜2 の場合は治療を継続する. ・Grade 3 以上の場合には減量中止を検討する[3].
薬物療法	・ASCO ガイドラインではデュロキセチン(サインバルタ®)が推奨される[5]. ・明確なエビデンスは乏しいが,三環系抗うつ薬,抗てんかん薬(ガバペンチン,プレガバリン),アミトリプチリン,ケタミンなどは効果があるかもしれない[4,5].
患者指導	・転倒や低温熱傷に注意を促す. ・保温や運動で末梢循環を保つ[8].

- 化学療法の減量・休薬は治療目標や治療効果もあわせて判断する.
- デュロキセチンの有効性を検証した試験の解釈において,症状を "sensory pain" に限定している点や,サブグループ解析ではあるがタキサン系薬剤では有意差を認めていない点に注意を要する[7].
- デュロキセチン以外の薬物療法の報告は少数例の検討が多いため,使用を明確に支持するエビデンスは乏しい. risk-benefit を十分に検討すること.
- 中等度までの CINP は減量・中止後月〜年単位を要して軽快することが多い. 一方で完全に症状が消失する患者は少ない.

文献

1) Mols F, et al. Chemotherapy-induced peripheral neuropathy and its association with quality of life: a systematic review. Support Care Cancer 2014;22:2261-9

2) Miltenburg NC, et al. Chemotherapy-induced neuropathy: A comprehensive survey. Cancer Treat Rev 2014;40:872-82

3) 日本臨床腫瘍学会. 新臨床腫瘍学, 改訂 3 版. 南江堂, 2012

4) Up to Date; Prevention and treatment of chemotherapy-induced peripheral neuropathy

5) Hershman DL, et al. Prevention and management of chemotherapy-induced peripheral neuropathy in survivors of adult cancers: American Society of Clinical Oncology clinical practice guideline. J Clin Oncol 2014;32:1941-67

6) Hirsh V, et al. Patient-reported neuropathy and taxane-associated symptoms in a phase 3 trial of nab-paclitaxel plus carboplatin versus solvent-based paclitaxel plus carboplatin for advanced non-small-cell lung cancer. J Thorac Oncol 2014;9:83-90

7) 森田達也. 緩和治療薬の考え方, 使い方. 中外医学社, 2014

8) http://www.cancertherapy.jp/sideeffect_manual/2009_autumn/11.html

D 皮疹

- 肺癌領域で扱う殺細胞性抗癌剤においてゲムシタビンやタキサン系薬剤，ペメトレキセドなどで皮疹を認めることが知られている．重篤な場合は減量・中止が必要となることがある．
- ペメトレキセドの皮疹においては非小細胞肺癌を対象とした国内第Ⅱ相試験において全 Grade で 73.8％，Grade 3〜4 で 3.6％の皮疹が発現，複数の Case series よりデキサメタゾンの予防投与により皮疹の発現率，重症度が軽減する傾向が認められたため，ペメトレキセド投与の前日から投与の翌日までの 3 日間，デキサメタゾン 1 回 4 mg，1 日 2 回経口投与が考慮される．
- 上皮成長因子受容体(EGFR)遺伝子変異陽性の肺癌患者においてEGFR チロシンキナーゼ阻害薬(TKI)が key drug であり，特徴的な皮膚障害の管理は極めて重要である．以下に EGFR-TKI による皮疹について概説する．

1. 症状

■ EGFR-TKI の日本人における主な皮膚障害とその頻度

	ゲフィチニブ [1] (n＝244)		エルロチニブ [2] (n＝3488)		アファチニブ [3] (n＝54)	
	all Grades	Grade≧3	all Grades	Grade≧3	all Grades	Grade≧3
皮疹	76.2％	0.4％	63.0％	6.7％	100％	20.4％
皮膚乾燥	36.9％	0％	7.7％	0.2％	43.6％	0％
瘙痒症	17.2％	0％	3.8％	0.2％	20.4％	0％
爪囲炎	13.5％	0.4％	0.6％	0.7％	92.6％	25.9％

・上記以外に紅斑，紫斑，膿疱，毛嚢炎などがある．

■ 皮膚障害のタイミング（例：エルロチニブ）

	皮疹	皮膚乾燥	瘙痒症	爪囲炎
発症時期中央値(範囲)	8 日 (1〜494)	13 日 (1〜185)	11 日 (1〜220)	32 日 (2〜558)

174　VI　薬物療法の副作用対策

- エルロチニブの方がゲフィチニブよりも Grade 2 以上の皮膚毒性の頻度が高い可能性が報告されている[4].
- アファチニブの皮膚毒性はゲフィチニブ・エルロチニブより高いことが報告されている[5].

2. 皮疹の管理

1) 治療の要旨

- 無菌性でありステロイド外用と保湿剤が治療の主軸である（ただし二次的な感染があれば抗菌薬を併用する）.
- 外用ステロイド薬は皮疹が出現次第開始する. 原則 strong class 以上のステロイドから開始すること（ただし塗布部位による吸収差を考慮）. 外用ステロイドの剤形（軟膏やクリーム，ローション）は病変により決める.
- Grade 2 以上の症状があれば抗炎症効果を期待してミノサイクリンが併用される.
- Grade 3 以上の痤瘡様皮疹，乾皮症，瘙痒症あるいは Grade 2 以上の爪囲炎を認めた場合はただちに皮膚科医にコンサルトする.

2) 痤瘡様皮疹

Grade 1	Grade 2	Grade 3	Grade 4
・ステロイド外用（1 日 2 回）顔面：medium/strong class その他の部位：strong class	・ステロイド外用 顔面：strong class その他の部位：very strong 以上 ・経口ミノサイクリン（50 mg/回 1 日 2 回）	・ステロイド外用 very strong 以上 ・経口ミノサイクリン ・経口プレドニゾロン（10 mg/日，1 週間）	皮膚科専門家のいる施設への入院を検討. Note：handling of cases such as Stevens-Johnson syndrome or toxic epidermal necrolysis requires specialist care

※ステロイド外用薬は症状が改善したら medium class に変更.
※ミノサイクリンのめまいが問題になるときはマクロライドに変更.

3) 乾皮症・瘙痒症・爪囲炎

	Grade 1	Grade 2	Grade 3
乾皮症[注1]	・保湿剤（ワセリン，尿素製剤，ヘパリン類似薬）	・保湿剤 ・ステロイド外用（strong class 以上）	

（つづく）

D　皮疹　**175**

（つづき）

	Grade 1	Grade 2	Grade 3
瘙痒症	・保湿剤 ・ステロイド外用 （strong class 以上）	・保湿剤＋ステロイド外用（strong class 以上） ・経口抗ヒスタミン薬/経口抗アレルギー薬	
爪囲炎[注2]	・洗浄＋クーリング（水・ジェル）＋保湿剤＋テーピング ・ステロイド外用（strong class 以上）	・洗浄＋クーリング＋保湿剤 ・テーピングまたは凍結療法 ・ステロイド外用（very strong class 以上） ・経口ミノサイクリン ・亀裂があればflurandrenolideテープ	・洗浄＋クーリング ・Grade 2 の治療 ・部分抜爪/爪形成術

（注1）　※ステロイド外用薬は症状が改善したら medium class に変更.
　　　　※保湿剤は入浴直後に使用.

（注2）　※爪囲炎が発赤・腫脹であれば strong または very strong class のステロイド外用とミノサイクリンで対応するが, 肉芽形成の場合は strongest class のステロイド外用とミノサイクリンに加え液体窒素による凍結療法を要することがある.
　　　　※感染が合併している場合にはミノサイクリン・消毒を併用する.

・アファチニブによる皮疹に対しテトラサイクリンの予防投与の有効性が報告されている [7]

3. 皮膚毒性による休止・再開

		ゲフィチニブ250 mg/日[注1]	エルロチニブ150 mg/日[注2]	アファチニブ40 mg/日
Grade 1			投与継続	投与継続
Grade 2	忍容可能	・対症療法で継続. ・患者の症状・苦痛が強く, 対症療法が奏効しないとき休薬・中止を考慮する.	投与継続または休薬可能	投与継続または休薬可能
	忍容不能		休薬	休薬（痤瘡様皮疹が7日以上続く場合も休薬）
Grade 3			休薬	休薬
Grade 4			投与中止	投与中止

（つづく）

（つづき）

	ゲフィチニブ 250 mg/日[注1]	エルロチニブ 150 mg/日[注2]	アファチニブ 40 mg/日
再開時投与量	250 mg	50 mg ずつ減量	10 mg ずつ減量

[注1] イレッサ®錠適正使用ガイドより．実地臨床では連日投与で忍容性が低い場合，隔日投与や 3 日ごと投与を行うことがある．

[注2] JO16565 試験，JO18396 試験では Grade 2 で休薬した場合，再開時は同一用量で投与と規定されたが，実地臨床では一段階減量を行うことがある．

- 皮疹の発症やその重症度が EGFR-TKI の効果や生存期間に関連することが報告されている[8]．適切なマネジメントにより毒性中止を極力回避することが重要である．

4. 患者指導

- 皮膚の清潔，保湿，外的刺激からの保護が基本である．
- シャンプーや石鹸は弱酸性のものを使用し，しっかりと洗い流す．バスソルトや硫黄含有の添加物は皮膚乾燥を招くので勧められない．化粧品の成分にも注意を払う．
- 締め付けの緩い衣服や靴を選ぶ．
- 外出時は日焼け止めを使う．Jatoi らの報告では，予防的な日焼け止めの効果は認められなかったが，紫外線により皮疹が増悪する症例もあり日焼け止めの使用は妥当と考えられている[6]．
- 薬剤師・看護師との連携が重要である．

文献

1) Maruyama R, et al. Phase III study, V-15-32, of gefitinib versus docetaxel in previously treated Japanese patients with non-small-cell lung cancer. J Clin Oncol 2008;26:4244-52

2) Nakagawa K, et al. Postmarketing surveillance study of erlotinib in Japanese patients with non-small-cell lung cancer（NSCLC）: an interim analysis of 3488 patients（POLARSTAR）. J Thorac Oncol 2012;7:1296-303

3) Kato T, et al. Afatinib versus cisplatin plus pemetrexed in Japanese patients with advanced non-small cell lung cancer harboring activating EGFR mutations: Subgroup analysis of LUX-Lung 3. Cancer Sci 2015;106:1202-11

4) Togashi Y, et al. Differences in adverse events between 250 mg daily gefitinib and 150 mg daily erlotinib in Japanese patients with non-small cell lung cancer. Lung Cancer 2011;74:98-102

5) Takeda M, et al. Pooled safety analysis of EGFR-TK I treatment for EGFR mutation-positive non-small cell lung cancer. Lung Cancer 2015;88:74-9

6) Kiyohara Y, et al. Erlotinib-related skin toxicities: treatment strategies in pa-

tients with metastatic non-small cell lung cancer. J Am Acad Dermatol 2013;69:463-72

7) Arrieta O, et al. Randomized, open-label trial evaluating the preventive effect of tetracycline on afatinib induced-skin toxicities in non-small cell lung cancer patients. Lung Cancer 2015;88:282-8

8) Petrelli F, et al. Relationship between skin rash and outcome in non-small-cell lung cancer patients treated with anti-EGFR tyrosine kinase inhibitors: a literature-based meta-analysis of 24 trials. Lung Cancer 2012;78:8-15

（金原史朗・藤原　豊）

VII 合併症のある肺癌

A 間質性肺炎

1 手術

間質性肺炎（interstitial pneumonia ; IP）合併肺癌の手術における最大の問題は，特発性間質性肺炎（idiopathic interstitial pneumonia ; IIP），特に特発性肺線維症（idiopathic pulmonary fibrosis ; IPF）の急性増悪である.

1. 術後急性増悪の重要性

- IPF の約 20％に肺癌を合併し，肺癌症例の約 2〜4％に IPF を合併する[1].
- 近年の報告によると IP 合併患者の術後急性増悪発症率は 9.4〜13.5％，急性増悪発症時の死亡率は 44.4〜85.7％とされており[2-4]，IP 合併患者の手術死亡リスクは通常の肺癌症例（0.6％）と比較して非常に高い.

■ 近年の間質性肺炎術後急性増悪に関する報告

	症例数	急性増悪率	急性増悪後死亡率
Mizuno（2012）	52	13.5％	85.7％
Sato（2014）	1,898	9.4％	46.1％
Maniwa（2015）	1,553	9.7％	44.4％

- 一方で，化学療法，放射線治療，ラジオ波にも手術と同等かそれ以上の急性増悪リスクがあり，呼吸機能が許せば手術を選択せざるをえない[5].
- 手術を選択するにあたっては，IP の急性増悪は予防法も治療法も確立していない病態であることについて患者・家族に十分な説明を行うことが重要である.

2. 術後急性増悪のリスク因子

- 日本呼吸器外科学会学術委員会による多施設共同研究において，術後急性増悪の 7 つのリスク因子が明らかにされた[2].

A 間質性肺炎 179

■術後急性増悪のリスク因子

リスク因子		OR（95％CI）
術式	部切 葉切/区切	1.00 3.83（1.94〜7.57）
性別	男性 女性	1.00 0.3（0.13〜0.69）
急性増悪の既往	なし あり	1.00 3.21（1.06〜9.90）
ステロイド治療歴	なし あり	1.00 2.46（1.36〜4.45）
KL-6（U/mL）	＜1,000 ≧1,000	1.00 2.14（1.34〜3.39）
CT所見	UIPパターン non-UIPパターン	1.00 0.59（0.89〜0.90）
%VC	＜80 ≧80	1.00 0.63（0.42〜0.96）

（Maniwa T, et al. Outcomes in surgically managed non-small-cell lung cancer patients with evidence of interstitial pneumonia identified on preoperative radiology or incidentally on postoperative histology. Interact Cardiovasc Thorac Surg 2015；20：641-6 より）

- 術式（肺切除量）が術後急性増悪と最も関係しており，ハイリスク症例においては末梢の小型肺癌であれば部分切除も検討する．

3. IP合併肺癌の術前評価

- 通常の簡易呼吸機能検査（$FEV_{1.0}$，VCなど）に加えて精密呼吸機能検査（DL_{CO}），動脈血液ガス分析，エクササイズテスト（2-flight test，6分間歩行試験など），血液検査（KL-6，SP-D）を必ず行う．特に気腫合併肺線維症（combined pulmonary fibrosis and emphysema；CPFE）では簡易呼吸機能検査が正常のことも多く，精密肺機能検査やエクササイズテストを行わないと肺機能を過大評価する可能性がある．
- IPF進行例や気腫合併肺線維症（CPFE）では，肺高血圧症を合併することが多い．それらの症例では心臓超音波検査を行い肺高血圧症の程度を評価する．

4. 術後急性増悪の予防法

- 現時点で術後急性増悪の予防法は確立していない。日本呼吸器外科学会学術委員会による多施設共同研究においても，各種薬剤（ステロイド，シルベスタット，ウリナスタチン）の投与の有無によって急性増悪の発症率に差はなかった[2]。
- 抗線維化薬ピルフェニドン（ピレスパ®）を術前投与したところ，術後に KL-6 値が低下し，切除肺の炎症所見も非投与群に比べて軽度であったと報告されている[6]。ピルフェニドンの術後急性増悪抑制効果を検証した第Ⅱ相試験（WJOG6711L 試験）の症例登録が 2015 年 5 月に終了しており，その結果が注目されている。
- 当院では，現時点で有効性のエビデンスはないが明らかなデメリットもないことから，メチルプレドニゾロン 500 mg の術直前投与およびクラリスロマイシン 400 mg/日の術前・術後投与を行っている。
- 周術期の高濃度酸素投与が急性増悪を惹起する可能性が指摘されており，酸素濃度を必要以上に高くしないよう注意する。
- 手術時間の短縮や，肺切除範囲の縮小に加え，後述する術後肺瘻予防が重要である。

5. 術後肺瘻予防の重要性

- IP 合併患者に術後肺瘻が生じると，肺の拡張が悪いために臓側胸膜欠損部と胸壁が癒着せず，肺瘻が長期化しやすい。肺瘻が長期化すると膿胸を併発して急性増悪に至ることもある。またピシバニール®などによる胸膜癒着療法も急性増悪を惹起する可能性があり，容易には選択できない。
- 肺瘻がある状態で急性増悪を起こすと，ステロイド投与や陽圧換気により肺瘻の閉鎖がさらに期待しにくくなる。
- 以上を踏まえ，IP 合併肺癌に対する手術においては，手術操作による臓側胸膜の損傷を避けることと，閉胸前に縫合や結紮によって肺瘻を完全に修復しておくことが極めて重要である。

6. 術後急性増悪の診断

- 急性増悪の診断基準は表の通りである[7]。

A　間質性肺炎　**181**

■ 急性増悪の診断基準

特発性肺線維症の経過中に，1か月以内の経過で①〜③の全てを認める
①呼吸困難の増強
② HRCT 所見で蜂巣肺所見＋新たに生じたすりガラス陰影・浸潤影 ③動脈血酸素分圧の低下（同一条件下で 10 mmHg 以上）
明らかな肺感染症，気胸，悪性腫瘍の進行，肺塞栓や心不全など，その他の原因が除外される
参考所見：（1）CRP, LDH 上昇，（2）KL-6, SP-A, SP-D などの上昇

- 急性増悪の発症時期は術後 10 日目までがほとんどでピークは 4 日目である.
- 術後に SpO₂ 低下，胸部単純 X 線写真で新たな浸潤影出現を認めた場合は，直ちに胸部 CT を撮影し間質性陰影増悪の有無を確認する.
- 一般的に IP 急性増悪と感染症の鑑別は重要であるが，術後早期に間質性陰影の拡大を認めた場合はまず急性増悪と判断して直ちにステロイドパルス療法を開始する.

7. 術後急性増悪発症時の治療

- 急性増悪に明らかに有効といえる薬物治療は確立していないが，一般的にステロイドと免疫抑制薬が用いられる[7].
- メチルプレドニゾロン 1,000 mg/日を 3 日間点滴し，反応をみながら 1 週ごとに繰り返す（1 から 4 回，ステロイドパルス療法）.
- シクロホスファミド 500 mg/日の点滴を 1〜2 週ごとに併用する（シクロホスファミドパルス療法）.
- 好中球エラスターゼ阻害薬やポリミキシンカラムを用いる試みもある.

文献

1) 星川　康, 他. 周術期の肺障害―肺切除術後の特発性肺線維症急性増悪および急性間質性肺炎について―. 日本外科学会雑誌 2004;105:757-62
2) Sato T, et al. Impact and predictors of acute exacerbation of interstitial lung diseases after pulmonary resection for lung cancer. J Thorac Cardiovasc Surg 2014;147:1604-11
3) Maniwa T, et al. Outcomes in surgically managed non-small-cell lung cancer

patients with evidence of interstitial pneumonia identified on preoperative radiology or incidentally on postoperative histology. Interact Cardiovasc Thorac Surg 2015;20:641-6

4) Mizuno Y, et al. The importance of intraoperative fluid balance for the prevention of postoperative acute exacerbation of idiopathic pulmonary fibrosis after pulmonary resection for primary lung cancer. Eur J Cardiothorac Surg 2012;41:e161-5

5) 弦間昭彦, 他. 特発性間質性肺炎合併肺癌に対する化学療法の現況と治療関連急性増悪に関する実態調査. びまん性肺疾患に関する調査研究班. 平成21年度研究報告書. 2010;105-7

6) Iwata T, et al. Experience with perioperative pirfenidone for lung cancer surgery in patients with idiopathic pulmonary fibrosis. Surg Today 2015;45:1263-70

7) 日本呼吸器学会びまん性肺疾患診断・治療ガイドライン作成委員会. 特発性間質性肺炎　診断と治療の手引き, 第2版. 南江堂, 2011

（朝倉啓介）

2 薬物療法

1. 間質性肺炎と肺癌

　肺癌と間質性肺炎は合併しやすい．肺癌で外科的切除された肺の7.5％に特発性肺線維症（idiopathic pulmonary fibrosis；IPF）を認めるとの報告がある．逆に間質性肺炎患者においては約20〜30％に肺癌を合併するとされ，特に気腫を合併した間質性肺炎患者における肺癌の罹患率は33.3〜46.8％との報告もある．

2. 間質性肺炎合併肺癌の化学療法

　間質性肺炎合併肺癌では，化学療法により肺癌の腫瘍縮小効果が見込まれる一方で，化学療法を契機に間質性肺炎が急性増悪を起こし呼吸不全の悪化を招き，致死的となることもあり，かえって予後を悪化させる可能性もある．化学療法による間質性肺炎合併肺癌の予後改善効果についてのエビデンスは確立しておらず，その施行にあたっては，メリットとデメリットについての十分なインフォームド・コンセントが必要である．

3. 間質性肺炎の増悪リスク

　IPFでは自然経過での急性増悪発症率は5〜19%/年とされ，IPF以外の特発性間質性肺炎（idiopathic interstitial pneumonias；IIPs）および膠原病肺についての発症率は1.3〜4.0％とされている．一方

A　間質性肺炎　**183**

で非小細胞肺癌の薬物療法に伴う急性増悪の発症率は，報告により
幅はあるが5.6〜43％，死亡率は5.3〜38％とされており，自然経
過での発症率よりも高率となっており，この自然経過での急性増悪
の発症率との差が，化学療法に関与する急性増悪と考えられている．

■ **添付文書で禁忌，あるいは慎重投与とされる抗癌剤**

	薬剤	添付文書の記載
禁忌	イリノテカン（CPT-11）	間質性肺炎または肺線維症の患者では禁忌．
	ゲムシタビン（GEM） アムルビシン（AMR）	胸部単純X線写真で明らかで，かつ臨床症状のある間質性肺炎または肺線維症の患者では禁忌．
慎重投与	ドセタキセル（DTX） パクリタキセル（PTX） パクリタキセル（アルブミン懸濁型）（nab-PTX） ビノレルビン（VNR） ティーエスワン® ペメトレキセド（PEM）	間質性肺炎または肺線維症のある患者（またはこれら疾患の既往歴のある患者）では慎重投与．
	ノギテカン（NGT）	間質性肺炎，放射線肺炎，肺線維症の既往歴または合併症のある患者では慎重投与．

＊シスプラチン（CDDP），カルボプラチン（CBDCA），エトポシド（ETP），ベバシズマブは
　禁忌，慎重投与の項目に間質性肺炎は含まれていない．

4. EGFR チロシンキナーゼ阻害薬

　ゲフィチニブ，エルロチニブ，アファチニブの添付文書上では，
既往を含めて間質性肺炎を合併する場合には，慎重投与とされてい
る．ただし下記のアンケート調査（表）では，少数ではあるがゲフィ
チニブを投与した患者の83.3％と非常に高い割合で急性増悪が報
告されており，注意が必要である．

5. ALK チロシンキナーゼ阻害薬

　クリゾチニブ，アレクチニブは添付文書では既往を含めた間質性
肺炎患者では慎重投与と記載されている．間質性肺疾患の頻度は
各々1.6％，1.7％とされ，現時点ではEGFRチロシンキナーゼ阻害
薬に準じた注意深い判断が必要と思われる．

6. 初回化学療法のレジメン

全国 19 施設，IIPs 患者 396 症例を対象としたアンケート調査で，最終抗癌剤投与日から 3 か月以内の急性増悪を化学療法関連の急性増悪と定義し，その発症率を調査したところ，治療関連急性増悪と診断されたのは 52 例（13.1％）であった[1]．レジメンはカルボプラチン＋パクリタキセル，プラチナ製剤＋エトポシドが多く選択されていた．

■一次治療に関連する間質性肺炎急性増悪[1]

レジメン	n	急性増悪（N）	％
CBDCA＋PTX	140	12	8.6
CBDCA＋ETP	82	3	3.7
CDDP＋ETP	38	4	10.5
CDDP＋VNR	9	2	22.2
DTX	7	1	14.3
VNR	30	8	26.7
ゲフィチニブ	6	5	83.3

- 非小細胞肺癌について，CBDCA＋PTX 療法の 18 例の前向きの検討がある．奏効割合 61％，生存期間中央値 10.6 か月，IIP 急性増悪 5.6％（1 例）と報告されており，奏効割合については間質性肺炎を合併していない非小細胞肺癌と同様の有効性が示唆された[2]．
- 小細胞肺癌については，CBDCA＋ETP 療法を 17 例に投与した検討があり，奏効割合は 88％，生存期間中央値 8.7 か月，IIP 急性増悪 5.9％（1 例）と報告されており，間質性肺炎非合併例と同等の治療効果が示唆されている[3]．
- 現状では，非小細胞肺癌に対しては，CBDCA＋PTX 療法，小細胞肺癌に対しては CDDP（or CBDCA）＋ETP 療法が用いられることが多く，安全性も許容範囲と思われる．

7. 二次治療

平成 25 年度びまん性肺疾患に関する調査研究班でのアンケート調査では，全国 17 施設から計 278 症例（腺癌 36％，扁平上皮癌 25％，小細胞肺癌 26％）を対象とし，二次療法に関連した急性増

悪の頻度は 45 例（16.2％）と，一次療法と同等の結果が報告されている[4]．ただし，二次療法で用いられる DTX，PEM や AMR，NGT の単剤療法による急性増悪の発症率はそれぞれ 15.3％，28.6％，33.3％，23.1％と比較的高く，安全性が高いとはいえない[5]．初回化学療法への反応性などを考慮しながら，慎重に適応を判断する必要がある．

8. ニンテダニブ

ニンテダニブは，IPF において，病勢悪化の指標であり予後不良因子である努力肺活量 1 年減少率の抑制効果が示され，その治療薬として，2015 年 7 月に日本でも製造販売承認がなされた．一方，非小細胞肺癌に対する二次治療としてドセタキセルへのニンテダニブの併用効果をみた第Ⅲ相試験で，併用群で無増悪生存期間の延長が示されており[6]，肺癌における効果も示唆されている．更なる検討が待たれるが，間質性肺炎合併肺癌における有望な薬剤と思われる．

文献
1) 弦間昭彦, 他. 特発性間質性肺炎合併肺癌に対する化学療法の現況と治療関連急性増悪に関する実態調査. びまん性肺疾患に関する調査研究班, 平成 21 年度研究報告書. 2007;105
2) Minegishi Y, et al. The safety and efficacy of weekly paclitaxel in combination with carboplatin for advanced non-small cell lung cancer with idiopathic interstitial pneumonias. Lung Cancer 2011;71:70
3) Minegishi Y, et al. The Feasibility Study of Carboplatin Plus Etoposide for Advanced Small Cell Lung Cancer with Idiopathic Interstitial Pneumonias. J Thorac Oncol 2011;6:801
4) 弦間昭彦, 他. 特発性間質性肺炎合併進行肺癌の標準的化学療法に関する検討. 厚生労働省特定疾患びまん性肺疾患に関する調査研究報告書, 2011;181
5) 峯岸裕司, 他. 特発性間質性肺炎合併進行/術後再発肺癌の二次治療以降の化学療法に関する実態調査. 厚生労働省特定疾患びまん性肺疾患に関する調査報告書, 2012;164
6) Reck M, et al. Docetaxel plus nintedanib versus docetaxel plus placebo in patients with previously treated non-small-cell lung cancer（LUME-Lung 1）: a phase 3, double-blind, randomized controlled trial. Lancet Oncol 2014;15:143

（森本千絵・神田慎太郎）

3 放射線治療

1. 放射線肺臓炎のリスク
- 照射後数か月〜半年後に発生することが多い.

2. 間質性肺炎患者の肺癌に対する放射線治療
- 放射線肺臓炎のリスクが通常よりも高くなる[1,2].
- 重症化するリスクも高い. 治療関連死亡のリスクも高くなる[2].
- 間質性肺炎の急性増悪のリスクも上昇.
- 体幹部定位放射線治療ガイドラインでは重篤な間質性肺炎, 肺線維症は相対的禁忌[3].

3. 今後の課題
- どのような症例には放射線治療ができるのかについての検討.
- 間質性肺炎の病態ごとのリスク評価.
- CTでみつかるような間質性陰影を伴う場合のリスクの検討.
- 放射線肺臓炎の予測因子を同定する(KL-6やSP-Dなど)[3].

文献
1) Ueki N, et al. Impact of pretreatment interstitial lung disease on radiation pneumonitis and survival after SBRT for lung cancer. J Thorac Oncol 2015; 10:116-25
2) Ohe Y, et al. Risk factors of treatment-related death in chemotherapy and thoracic radiotherapy for lung cancer. Eur J Cancer 2001;37:54-63
3) 日本放射線腫瘍学会QA委員会 厚生労働省平岡班体幹部定位放射線治療ガイドライン作成作業部会. 体幹部定位放射線治療ガイドライン
4) Hara R, et al. Serum levels of KL-6 for predicting the occurrence of radiation pneumonitis after stereotactic radiotherapy for lung tumors. Chest 2004; 125:340-4

(稲葉浩二・伊藤芳紀)

B 腎障害患者の薬物治療

　一般に使用する薬剤が主に腎排泄である場合, 腎機能低下時には排泄能が低下し, 毒性が強く出現する可能性がある. そのため, 使用する薬剤が腎機能にどれほど影響を受けるかを十分に把握してお

く必要がある.

1. 腎機能の測定

腎機能の評価は，糸球体濾過量（glomerular filtration rate；GFR）の実測もしくは推算，クレアチニンクリアランス（creatinine clearance；CrCl）の実測もしくは推算が挙げられる（表）.

■ 腎機能の測定法

測定法	項目 （単位）	計算式
クレアチニンクリアランス		
Cockcroft-Gault 式	推算 CrCl （mL/min）	$\dfrac{(140-年齢)\times 体重}{72\times 血清\,Cr}\times 0.85（女性の場合）$
Jelliffe 法	推算 CrCl （mL/min）	$\dfrac{98-[0.8\times(年齢-20)]}{血清クレアチニン}\times\dfrac{体表面積}{1.73}\times 0.9（女性の場合）$
蓄尿法	推算 CrCl （mL/min）	$\dfrac{尿クレアチニン（mg/dL）}{血清クレアチニン（mg/dL）}\times\dfrac{尿量（mL）}{時間（min）}$
GFR		
eGFR	推算 GFR（mL/ min/ 1.73 m^2）	$194\times(血清\,Cr)^{-1.094}\times(年齢)^{-0.287}\times 0.739（女性の場合）$

CrCl：クレアチニンクリアランス，Cr：クレアチニン，GFR：腎糸球体濾過量

- 一般的に添付文書や臨床試験では，Cockcroft-Gault 式によるCrCl 推算が用いられる.
- カルボプラチンは Calvert の式より至適投与量が算出される．本邦においては日本腎臓学会により GFR 推算式が作成されているが，単位が mL/min/1.73 m^2 と標準体表面積あたりの GFR が算出されるため，Calvert の式によるカルボプラチンの投与量算出には用いることができず，注意が必要である.

2. 減量が必要な抗癌剤

減量を要する抗癌剤を列挙する[1].

- カルボプラチンの投与量は Calvert の式＝（CrCl＋25）×目標 AUC で計算する．ペメトレキセドは主に腎排泄であり，過去の研究結果からは CrCl＜45 mL/min での安全性は確立されていない．ゲムシタビンは腎障害患者を対象とした第 I 相試験において，副作

用発現率が高いとの報告があり，800 mg/m^2 への減量が考慮される[2]．S-1 は体表面積により 1.25 m^2 未満＝40 mg/回，1.25〜1.5 m^2＝50 mg/回，1.5 m^2 以上＝60 mg/回と初回投与量が異なる．減量の各段階を 50 mg，40 mg とし，腎機能に合わせて減量する．最低投与量は 40 mg/回である．

■ 腎機能低下時に減量を要する抗癌剤

薬剤名	CrCl（mL/min）	投与量
シスプラチン	30〜60 ＜30	50% 中止
カルボプラチン	Calvert の式より算出	
ペメトレキセド	＜45	安全性は確立されていない．
エトポシド	10〜50 ＜10	75% 50%
S-1	40〜60 30〜39 ＜30	一段階減量 二段階減量 中止

CrCl：クレアチニンクリアランス

3. 腎機能障害時に使用できるレジメン

上記の情報[1]や UpToDate の「化学療法関連腎毒性及び腎不全患者における用量調整」[3]の項を参照に，レジメンの選択および投与量の調整を検討する．シスプラチン投与後に人工透析を組み合わせることで，慢性腎不全患者への安全性の検討がされているが[4]，少数例の報告であり，実際の投与の際は患者へのリスク・ベネフィットを考慮したうえで検討すべきである．

文献

1) Chu E, et al. Physicians' Cancer Chemotherapy Drug Manual 2015, Jones & Bartlett Pub, 2015;424-8
2) Venook AP, et al. Phase I and pharmacokinetic trial of gemcitabine in patients with hepatic or renal dysfunction: Cancer and Leukemia Group B 9565. J Clin Oncol 2000;18:2780-7
3)「UpToDate: 化学療法関連腎毒性及び腎不全患者における用量調整」<http://www.uptodate.com/contents/chemotherapy-related-nephrotoxicity-and-dose-modification-in-patients-with-renal-insufficiency>
4) Watanabe R, et al. Feasibility of combination chemotherapy with cisplatin and etoposide for haemodialysis patients with lung cancer. Br J Cancer 2003;88:25-30

C 肝障害患者の薬物療法

　肝機能の評価は一般的に総ビリルビン値や AST，ALT などの血清学的マーカーを元に行われるが，正確な肝機能の評価方法は定まっていない．採血上肝障害を認める場合には，ウイルス性肝炎や肝硬変など合併症によるものや，肝転移によるもの，あるいは双方の混在が考慮される．肝障害の原因によって，肺癌の治療方針に影響するため注意が必要である．

■ 肝炎などの慢性肝疾患や肝硬変を有する場合

　薬物代謝能の低下の他，汎血球減少や血液凝固能の低下など，化学療法に伴う合併症を来しやすい．そのため，薬物療法の効果とそのリスクを評価したうえで，治療に臨むべきである．

■ 肝転移による進行性の肝障害を有する場合

　後述するように，抗癌剤の減量は主にビリルビンで決定されることが多い．そのため，治療開始時のビリルビン値により適切な投与量の調整を考慮すべきである．

■ 減量が必要な抗癌剤

　肝障害患者を対象とした第Ⅰ相試験がいくつかの薬剤で報告されている．この結果を元に肝障害時の減量の目安を示す．

■ 肝機能低下時に減量を要する抗癌剤

薬剤名	総ビリルビン値	AST/ALT	投与量
ドセタキセル	＞ULN —	— ＞1.5×1 ULN かつ ALP 2.5＞ULN	中止 中止
パクリタキセル	3.1 mg/dL＜		50%
ビノレルビン	2.0 mg/dL＜ 2.0～3.0 mg/dL 3.1～5.0 mg/dL 5.0 mg/dL＜	— — — —	100% 50% 25% 中止
エトポシド	1.5～3.0 mg/dL	60～180 mg/dL	50%
ゲムシタビン	1.5 mg/dL＜	—	800 mg へ減量
エルロチニブ	1.0～7.0 mg/dL —	— ＞3.0×ULN	50%

ULN：基準値上限（upper limit of normal）

表の情報や UpToDate の「肝疾患を有する患者における化学療法による肝毒性および用量調整」の項を参照に，レジメンの選択および投与量の調整を検討する.

文献

1) Minami, H, et al. Population pharmacokinetics of docetaxel in patients with hepatic dysfunction treated in an oncology practice. Cancer Sci 2009;100: 144-9
2) Venook AP, et al. Phase I and pharmacokinetic trial of paclitaxel in patients with hepatic dysfunction: Cancer and Leukemia Group B 9264. J Clin Oncol 1998;16:1811-9
3) Joel SP, et al. Predicting etoposide toxicity: relationship to organ function and protein binding. J Clin Oncol 1996;14:257-67
4)「UpToDate: 肝疾患を有する患者における化学療法による肝毒性および用量調整」
<http://www.uptodate.com/contents/chemotherapy-hepatotoxicity-and-dose-modification-in-patients-with-liver-disease>

（吉田和史・藤原　豊）

VIII 社会資源

A 医療費負担の軽減

1. 高額療養費制度

同月内で支払った保険診療内の医療費の自己負担額が一定の自己負担限度額を超過した場合に，その超過した差額分が数か月後に払い戻されるという制度．

1）計算時のルール

①同月内
②医療機関ごと
③入院と外来は別計算

2）自己負担限度額は年齢や所得によって異なる

■ **高額療養費制度**（70歳未満の場合）

所得区分	ひと月あたりの 自己負担限度額	多数回該当 の場合
年収約1,160万円〜 健保：標準報酬月額83万円以上 国保：年間所得901万円超	252,600円 ＋（医療費−842,000円）×1%	140,100円
年収約770〜約1,160万円 健保：標準報酬月額53万円以上83万円未満 国保：年間所得600万円超901万円以下	167,400円 ＋（医療費−558,000円）×1%	93,000円
年収約370〜約770万円 健保：標準報酬月額28万円以上53万円未満 国保：年間所得210万円超600万円以下	80,100円 ＋（医療費−267,000円）×1%	44,400円
年収〜約370万円 健保：標準報酬月額28万円未満 国保：年間所得210万円以下	57,600円	44,400円
住民税非課税	35,400円	24,600円

■ **高額療養費制度**（70歳以上の場合）

所得区分		外来 （個人ごと）	1か月の負担の上限額
現役並み所得者 （月収28万円以上などの窓口負担3割の方）		44,400円	80,100円＋（総医療費－267,000円）×1% ※多数回該当 44,400円
一般		12,000円	44,400円
低所得者 （住民税非課税の方）	Ⅱ（Ⅰ以外の方）	8,000円	24,600円
	Ⅰ（年金収入のみの方の場合，年金受給額80万円以下など，総所得金額がゼロの方）		15,000円

- 表に示したものは国で定められた限度額であるが，健康保険組合によっては独自の「付加給付制度」で更に自己負担額を引き下げていることもあるため，加入している健康保険に確認が必要.

3) 多数回該当

　過去12か月間の間にすでに自己負担限度額を超えている月が3回ある場合は，4回目から更に自己負担限度額が引き下げになる.

4) 世帯合算

- 複数の受診や同じ世帯にいる他の方（同じ医療保険に加入している方）の受診について，窓口でそれぞれ支払った自己負担額を1か月（暦月）単位で合算が可能.
- 合算額が一定額を超えたときは，超えた分を高額療養費として支給される（ただし，70歳未満の方の受診については，21,000円以上の自己負担のみ合算）.

5) 限度額適用認定証

　70歳未満の場合，通常は一度医療費を支払ってから払い戻される仕組みだが，医療費が高額になることが予測される場合には加入する医療保険から事前に「限度額適用認定証」を取得しておくと窓口での支払いが自己負担限度額までとなるため，一時的な費用負担も軽減することができる.

B 経済的援助 **193**

―― **Nurse's Eye** ――――――――――――――――

　分子標的治療薬やオピオイド鎮痛薬などには高額なものも多く，患者の経済的負担は大きい．しかし，経済的な問題は他者に相談しにくく，家族にも遠慮して密かに鎮痛薬の内服を控えている患者もいる．医療者は，患者が経済的な問題で悩んでいないかという視点でもアセスメントし，いつでも相談してよいというメッセージを送ることが大切である．例えば，患者に残薬を確認し，必要以上に処方がされないように調整したり，遠方から受診しなくても済むよう電話相談を紹介するなども，1つの方法と考える．

　そして，患者から相談があったときには，恥ずかしいことではなく，多くの方が抱える問題であることを伝え，必要であればソーシャルワーカーにつなぎ，連携しながら支援していく．

　生活や療養に関する情報：
　国立がん研究センターがん対策情報センター
　がん情報サービス　http://ganjoho.jp/public/index.html

（井手真弓）

B 経済的援助

1. 傷病手当金

　社会保険に加入している被保険者が，病気やケガのために仕事を休み，報酬を受けられないときに支給される手当金である．

1）条件
　①療養中であること
　②仕事に就けないこと（労務不能）
　③4日以上仕事を休むこと
　④給料（報酬）の支払いがないこと

2）支給額・支給期間
　①概ね標準報酬日額の3分の2に相当する額
　②最長で1年6か月
・加入している健康保険によって相違があるため，確認が必要．

3）その他
　①退職後も1年以上の保険加入期間があって，退職日に傷病手

当金の受給要件を満たしている場合には受給継続や遡り申請が
可能.
②原則的には同一疾患で一度のみの申請.
- 条件や病状にもよるが「転移」の場合は同一疾患と見なされ, 再
度 1 年 6 か月の手当金を受給することは困難なことが多い.

2. 障害年金

病気やけがなどで障害が生じたときに支給される公的年金であ
り, 癌など, 病気で生活や仕事が制限されるようになった場合にも
支給対象となる.

1) 種類

障害の原因となった病気で初めて病院を受診した日(初診日)に,
どの年金制度の被保険者であったかによって, 受給する障害年金の
種類が異なる.
　①障害基礎年金
　②障害厚生年金
　③障害共済年金

2) 支給額および障害の程度について

- 支給される障害年金の額は, 加入していた年金や障害の程度, ま
た, 配偶者の有無や子どもの人数などによって異なる.
- 障害年金は各部位ごとに障害認定の基準が決められており, その
分類の 1 つとして「悪性新生物」がある.

■ 障害年金(悪性新生物による障害)

【認定基準】

令別表	障害の程度	障害の状態
国年令別表	1 級	身体の機能の障害又は長期にわたる安静を必要とする病状が前各号と同程度以上と認められる状態であって, 日常生活の用を弁ずることを不能ならしめる程度のもの
	2 級	身体の機能の障害又は長期にわたる安静を必要とする病状が前各号と同程度以上と認められる状態であって, 日常生活が著しい制限を受けるか, 又は日常生活に著しい制限を加えることを必要とする程度のもの
厚年令別表第 1	3 級	身体の機能に, 労働が制限を受けるか, 又は労働に制限を加えることを必要とする程度の障害を有するもの

■障害年金（悪性新生物による障害）

一般状態区分表

区分	一般状態
ア	無症状で社会活動ができ，制限を受けることなく，発病前と同等にふるまえるもの
イ	軽度の症状があり，肉体労働は制限を受けるが，歩行，軽労働や座業はできるもの 例えば，軽い家事，事務など
ウ	歩行や身のまわりのことはできるが，時に少し介助が必要なこともあり，軽労働はできないが，日中の50%以上は起居しているもの
エ	身のまわりのある程度のことはできるが，しばしば介助が必要で，日中の50%以上は就床しており，自力では屋外への外出等がほぼ不可能となったもの
オ	身のまわりのこともできず，常に介助を必要とし，終日就床を強いられ，活動の範囲がおおむねベッド周辺に限られるもの

障害の程度	障害の状態
1級	著しい衰弱又は障害のため，一般状態区分表のオに該当するもの
2級	衰弱又は障害のため，一般状態区分表のエ又はウに該当するもの
3級	著しい全身倦怠のため，一般状態区分表のウ又はイに該当するもの

C 介護保険

　介護が必要になったときに，心身の状態に応じた介護サービスを費用の1〜2割負担で受けることができる仕組み．

1. 対象者

① 65歳以上で介護や日常生活に支援が必要となり，認定を受けた人．介護が必要となった原因は問われない．

② 40歳以上65歳未満で，介護保険の対象となる特定疾病により，介護や日常生活の支援が必要となり，認定を受けた人．

- 特定疾病の中には癌末期（医師が一般に認められている医学的知見に基づき，治癒を目的とした治療に反応せず，進行性かつ治癒困難な状態にあるものと判断したものに限る）も含まれる．現に

抗癌剤などによる治療が行われている場合であっても，症状緩和等，直接治癒を目的としていない治療の場合は治癒困難な状態にあるものとされる．

2. 要介護(要支援)認定申請とサービスの利用の流れ

■ 介護保険(サービス利用までの流れ)

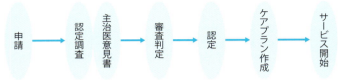

申請 → 認定調査 → 主治医意見書 → 審査判定 → 認定 → ケアプラン作成 → サービス開始

3. 申請窓口

①役所の窓口
②地域包括支援センター

- 本人が申請に行くことができない場合は，家族や地域包括支援センターなどに，申請を代行してもらうことが可能．
- 認定が下りるまでは約1か月程度かかることもあるが，早急なサービス導入を希望する場合には，申請時に遡ってサービスが使えることもあるので，地域包括支援センターに相談するとよい．

4. 利用できるサービス

要支援認定を受けた方と要介護認定を受けた方とでは利用できるサービスの内容が異なるため，利用者の状況に合ったサービスの選定が必要．

■ 介護保険〔利用できるサービス(要介護の場合)〕

居宅サービス	地域密着サービス	施設サービス
訪問介護 訪問入浴介護 訪問看護 訪問リハビリテーション 居宅療養管理指導 通所介護	定期巡回・随時対応型訪問介護看護 夜間対応型訪問介護 認知症対応型通所介護 認知症対応型共同生活介護	介護老人福祉施設 (特別養護老人ホーム) 介護老人保健施設 介護療養型医療施設

(つづく)

（つづき）

居宅サービス	地域密着サービス	施設サービス
通所リハビリテーション 短期入所生活介護/療養介護 特定施設入居者生活介護 福祉用具貸与 特定福祉用具購入	地域密着型特定施設入居者生活介護 地域密着型介護老人福祉施設入所者生活介護 小規模多機能型居宅介護 看護小規模多機能型居宅介護	

文献

1) http://www.mhlw.go.jp/stf/seisakunitsuite/bunya/kenkou_iryou/iryouho-ken/juuyou/kougakuiryou/index.html?utm_source=echofon
2) http://www.kaigokensaku.jp/commentary/flow.html
3) http://ganjoho.jp/public/index.html
4) 服部年金企画, 編. 障害給付 Q&A　一部改正　障害認定基準　平成 24 年 2 月改定第 5 版発行
5) 国立がん研究センター中央病院院長　荒井保明, 監修. 国立がん研究センター あなたが受けられる抗がん剤治療. 主婦の友インフォス情報社, 2013
6) 国立がん研究センターがん対策情報センター, 編著. 患者必携がんになったら 手にとるガイド. 学研, 2011
7) 黒田尚子, 他, 監修. 治療にはどれくらいかかる? 収入はどうなる?　他.「がんとマネー特集」がんサポート 2013: vol.124:20-53

(宮田佳代子)

Nurse's Eye

　患者を支える家族も何らかの疾病を抱えて支援を必要としているケースや独居のケースが増えてきている. 早い段階から患者がもつサポート力(家族, 友人, 職場関係, 経済面など)について情報収集し, 療養体制を整えていく必要がある.

　介護保険は, 申請から認定まで約 1 か月を要することから, 早めの申請を促し, ケアマネージャーと情報共有しながら必要なサービスを導入する.

介護保険で利用できるサービス
訪問看護　訪問介護　訪問リハビリテーション　訪問入浴介護　配食サービス　デイケアなど

(井手真弓)

IX 肺癌におけるチーム医療

A 総論

1. チーム医療とは

　チーム医療とは，「医療に従事する多種多様な医療スタッフが，各々の高い専門性を前提に，目的と情報を共有し，業務を分担しつつも互いに連携・補完し合い，患者の状況に的確に対応した医療を提供すること」と定義されている．

2. チーム医療が必要な理由

- 癌医療においては，疾患に対する高度な医療を提供するだけでなく，個々の患者の個別性・価値観を尊重することが求められており，全人的な視点が必要である．
- 医療とケアは日々進歩し，各領域で専門化しており，最新で最善の医療とケアを提供するために，それぞれの職種がもつ専門的な意見が必要である．

3. 多職種チーム医療の構成メンバーとモデル

- 患者自身もチームの一員と考え，医療に参加し，医療に関わる医師，看護師，薬剤師など直接医療を提供するチームのみならず，医療ソーシャルワーカー，栄養士，理学療法士，臨床心理士，家族・友人，企業，マスコミ，政府などを含めた医療や患者を囲む社会資源からなるチームも含まれる．
- 「チームオンコロジー ABC」という考え方では，多職種チーム医療において，それぞれの職種はその目的に応じて A(active care)，B(base support)，C(community support)の 3 つに分類され，それぞれの立場から患者アウトカム(患者の状態，満足度など)を高めるという構造をもつ．

チームA (active care)	チームB (base support)	チームC (community support)
医師 看護師 薬剤師 放射線技師 栄養士 理学療法士 作業療法士 臨床検査技師 など	臨床心理士 福祉職 ソーシャルワーカー 音楽療法士 絵画療法士 スピリチュアルケア (信仰，牧師，僧侶など) アロマセラピスト 看護師 など	家族，友人 患者団体 基礎研究者 疫学研究者 製薬企業 マスメディア NPO・NGO 政府 など
エビデンスに基づく治療により患者の満足の達成を目指すことを目的とする	患者の主観的な課題に対して対話型ケアを提供し，患者の自己決定権を促すことで患者の満足度の向上を図ることを目的とする	患者のニーズを間接的にサポートし，チームA，チームBを包括的にサポートすることを目的とする

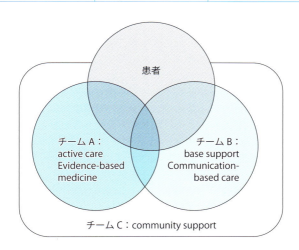

文献

1) Ueno NT, et al. ABC conceptual model of effective multidisciplinary cancer care. Nature Rev Clin Oncol 2010;7: 544-7.

(伊藤芳紀)

B 看護師

1 がん看護専門看護師

　がん看護専門看護師は，癌患者個人やその家族および関係者に対して，癌に対する専門的な知識を生かしながら看護を行うことをはじめとして，看護者を含むケア提供者に対し癌看護のコンサルテーションを行うことや癌看護のスペシャリストとしてチーム医療の中で専門性を発揮するとともに，チームのコーディネートを行う役割を担っている．特に，癌患者の身体的・精神的な苦痛を理解し，癌看護に特徴的な倫理的問題や，心理面での葛藤の解決を図ることに留意しながら，患者やその家族に対して QOL の視点に立った水準の高い看護を提供するとともに，看護スタッフの癌看護に対する専門知識および技術の向上を目指した臨床教育や実際の臨床に即した研究活動指導を行っている．

　具体的な活動内容としては，癌に伴う疼痛をはじめとした症状の緩和を目的として，各看護スタッフに対して目標の設定方法や具体的な対策を提案したり指導したりすること．チームカンファレンスへ参加し，疼痛コントロール不良による患者の苦痛，病状悪化に伴う治療方針の変更がある際の患者・家族の葛藤に対し，担当医師や看護師とともに問題解決に向け取り組みを行うことなどがある．特に，チーム医療の実践の中でがん専門看護師の役割は非常に大きい．例えば，医師と患者・家族，医師と看護師，医療チーム間など，意見や方向性・方針の相違が生じる場合がある場合に，がん専門看護師は可能な限り中立の立場で，チーム間の方向性や方針を合わせようチームメンバー間の調整を行い，チームに必要な情報や人員の調整，問題の明確化・目標や方針・問題の共有を行い，患者に最良の医療を提供できるよう役割調整を行っている．

2 がん化学療法看護認定看護師

　がん化学療法認定看護師は，癌化学療法薬の安全な取り扱いと適切な投与管理，化学療法の副作用症状の緩和およびセルフケア支援

に関してのスペシャリストとして医療チームの中で専門性を発揮する．癌化学療法を行う患者への支援や，患者に携わる看護スタッフへの指導を通し患者への継続した介入を行う．また，癌化学療法看護に関する相談を受け，化学療法中の身体的・精神的苦痛を最小限にし，QOLの維持・向上が図れるよう，担当医・担当看護師を始めチームスタッフへ働きかけを行う．具体的な活動として，肺癌患者の場合，手術や放射線治療に対する補助化学療法が，予定通りの投与スケジュールで治療が完遂できることを支援したり，延命・症状緩和目的にて化学療法治療を行う患者に対しては，投与される抗癌剤の種類に応じて，治療に伴う苦痛が最小限になるよう看護スタッフへの指導を通して間接的に患者支援を行っている．

また，患者が安全・確実・安楽に癌化学療法を受けられることを支援していくために，癌化学療法治療中における急性の悪心・嘔吐，アレルギー症状，血管外漏出などの急性症状の予防や早期対処，遅発性の悪心・吐気に対する支援や骨髄抑制時の対応，脱毛，皮膚障害への対処方法など，有害反応への対応についての専門的知識を看護スタッフや他の医療者に対して教育活動を行うことも，がん化学療法認定看護師の重要な役割の1つである．さらには，癌化学療法を行っている患者の治療法や方針の変更があった際，患者の意思決定や患者を支える家族への支援など，医療チームの一員として専門性を発揮したり，施設によっては緩和医療チームの一員として活動している場合もある．

(瀧田咲枝)

3 がん放射線療法看護認定看護師

1. 根治照射

放射線治療に伴う急性期有害事象として，主に「皮膚炎」「食道炎」が挙げられる．いずれも症状が出現する前からの予防的な介入が重要である．看護師は，放射線治療前のオリエンテーションを通して，患者のセルフケア能力や家族のサポート体制について把握し，皮膚炎や食道炎症状を極力悪化させないように日常生活指導を行い，治療中も継続的に関わり，治療完遂を支援している．

■有害事象の症状とその対策

有害事象	症状	対策
皮膚炎	掻痒感・乾燥・水疱形成・びらん	クーリングや保湿剤の使用 軟膏などを用いた処置
食道炎	つかえ感・しみる感じ・嚥下時痛	食前の粘膜保護剤の使用 鎮痛薬の使用
放射線肺臓炎	咳嗽・喀痰・発熱	安静・鎮咳剤の使用・酸素投与・ステロイドの使用

1)皮膚炎に対する患者指導

- 照射範囲について説明.
- テープや絆創膏, 湿布を貼付しない.
- 擦らない, 触らない.
- 爪を短く切り, 皮膚を傷つけない.
- やわらかい素材の下着, 衣服を着用する.
- 温泉, プールは避ける.
- ネックレスなどのアクセサリーは身につけない.
- 髭剃りの際は, 剃刀の使用は控え, 電気シェーバーの使用をすすめる.
- 入浴時は擦らず泡で優しく洗い, 拭き取りも押さえ拭きで行う.

2)食道炎に対する患者指導

- 禁酒・禁煙.
- 食事は, ゆっくりよく嚙んで少量ずつ飲み込み, 水分も1回の嚥下量を少量にすることで粘膜への負担を最小限にする.
- 症状出現前からよく嚙むことを習慣づける.
- 熱いもの, 辛いもの, 硬いもの, 酸味の強いものを避ける.

2. 緩和照射

症状緩和目的で脳や骨に対する放射線治療の適応も大きい. 疼痛や随伴症状に合わせて放射線治療時の安全・安楽に配慮するとともに, 病状の進行に対する精神面への支援も重要である.

1)全脳照射に対する患者指導

- 照射範囲について説明(額や耳も照射範囲).
- 洗髪は, 擦らず優しく洗浄する.
- 頭痛や嘔気出現時は, 我慢せず医療者へ伝える.

2) 骨転移に対する患者指導

- 病巣に負担のかかる動きは控える.
- 放射線治療時は同一体位の保持が必要.
- 予防的に鎮痛薬の使用をすすめる.
- 治療終了後,除痛が得られても骨再固定には半年程度かかるため負担をかけず過ごす.

(吉村久美)

C 薬剤師

1 がん専門薬剤師・がん薬物療法認定薬剤師

1. がん専門薬剤師とは

- 一般社団法人日本医療薬学会が認定する資格.
- 癌領域の薬物療法等に一定水準以上の実力を有し,医療現場において活躍しうる薬剤師を認定.
- 癌領域における薬物療法等についての高度な知識と技術を用いて,医療機関において質の高い癌薬物療法を実践する者として,学会が実施するがん専門薬剤師認定審査ならびにがん専門薬剤師認定試験に合格した者をさす.

2. がん薬物療法認定薬剤師とは

- 一般社団法人日本病院薬剤師会が認定する資格.
- 癌領域の薬物療法等についての専門家として一定水準以上の実力を有し,医療現場において活躍しうる薬剤師を認定.
- 認定薬剤師認定審査に合格し,専門分野における薬物療法等についての十分な知識と技術を用いて,各医療機関において質の高い業務を実践していることが認められた者をいう.

3. チーム医療における薬剤師の役割

- 医療の高度化や複雑化に伴い,高い専門性をもつ医療スタッフが連携して質の高い医療を提供する「チーム医療」の実践が,様々な医療現場で広まりつつある.

- 「チーム医療推進に関する検討会」(厚生労働省)の報告書を踏まえ,平成22年4月30日付け厚生労働省医政局長通知「医療スタッフの協働・連携によるチーム医療の推進について」が発出された.通知では,「医療技術の進展とともに薬物療法が高度化しているため,医療の質の向上及び医療安全の確保の観点から,チーム医療において薬剤の専門家である薬剤師が主体的に薬物療法に参加することが非常に有益である」とされ,薬剤師が実施すべき業務の具体例が示されている(表).

■薬剤師が実施する業務

チーム医療において薬剤師が積極的に行うべき業務
①薬剤の種類,投与量,投与方法,投与期間等の変更や検査のオーダについて,事前に作成・合意されたプロトコールに基づき,医師等と協働しての実施.
②薬剤選択,投与量,投与方法,投与期間等についての処方提案.
③薬物療法を受けている患者に対する薬学的管理(患者の副作用の状況の把握,服薬指導等).
④薬物の血中濃度や副作用のモニタリング等に基づく,薬剤変更等の提案.
⑤薬物療法の経過等を確認した上での処方提案.
⑥外来化学療法を受けている患者に対する薬学的管理.
⑦入院患者の持参薬の内容を確認した上での薬学的管理.
⑧副作用発現状況の定期的な確認等を目的とした分割調剤.
⑨抗癌剤等の適切な無菌調製.

薬剤に関する相談体制の整備
薬剤の専門家として各医療スタッフからの相談に応じることができる体制を整えることが望まれる.

(平成22年4月30日医政発0430第1号医政局長通知 抜粋・一部改変)

- 肺癌化学療法の key drugs を図に示す.白金製剤の他,アムルビシンやペメトレキセドなどの特有の抗癌剤も繁用される.また,近年登場している様々な分子標的治療薬には,従来の抗癌剤とは異なる特徴的な副作用も多く,その薬学的管理はより複雑化している.

■肺癌化学療法の key drugs

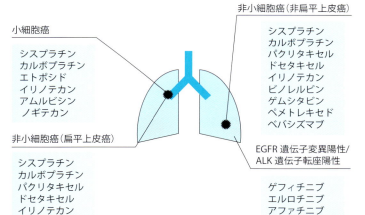

文献
1) 一般社団法人日本医療薬学会　がん専門薬剤師認定制度規程
2) 一般社団法人日本病院薬剤師会　専門薬剤師・認定薬剤師認定制度規程
3) 平成 22 年 4 月 30 日付け厚生労働省医政局長通知「医療スタッフの協働・連携によるチーム医療の推進について」

（先山奈緒美）

D CRC（臨床研究コーディネーター）

　日米 EU 医薬品規制調和国際会議（ICH）により合意された医薬品の臨床試験の実施の基準（GCP）により，平成 9 年に GCP 省令が制定された．これにより国際水準での治験の実施が求められることとなり，倫理性，科学性，データの信頼性が従来と比較して大きく向上することとなった．しかし，この GCP 省令に則った治験を実施するためには医師のみで実施するには負担が大きすぎるため，すでに欧米では業務として確立していた CRC（clinical research coordinator)を導入するため人材育成が進められてきた．当初はGCPを準拠する必要がある治験に関する業務が主となっていたため「治験コーディネーター」と称されていたが，近年，治験のみならず早期・探索的な臨床研究，医師主導の臨床研究のさらなる活性化も重要とされ，CRCの役割も臨床研究全体に拡大されてきていることから「臨床研究コーディネーター」と称されてきている．

CRCは表に示すように多岐にわたる業務を担い，被験者，医師/診療チーム，および治験依頼者間のコーディネートを行う重要な役割を果たし現在では臨床試験を行ううえで必要不可欠な職種となってきている．

また，平成26年12月に「人を対象とする医学系研究に関する倫理指針」が公布されたことにより，いっそうの活躍が期待されている．

■CRCの主な業務

被験者への対応	・試験スケジュールの管理
・インフォームド・コンセントの補助	・保険外併用療法費支給関連業務
・相談の対応	・負担軽減費に関する業務
・来院スケジュールの調整	・院内の各部門との調整・連絡
・安全性モニタリング	（薬剤部，検査部，放射線部，看護
・服用コンプライアンスの確認	部，会計など）
・試験終了後の生存調査	・試験検体処理・発送業務・資材管理
・補償対応　など	・重篤な有害事象発生時の対応
	・症例報告書作成補助
医師/診療チームへの対応	・モニタリング・監査の準備，対応
・同意・説明文書作成補助	・必須文書作成補助，保管　など
・スタートアップミーティングの準	
備・開催	治験依頼者への対応
・被験者スクリーニング	・モニタリング・監査対応
・インフォームド・コンセントの補助	・医師・依頼者間の調整　など

（新藤　学）

X 肺癌の臨床試験

1. 臨床試験とは
- 臨床試験とは介入行為を伴った前向きの臨床研究のことであり，最終的な目標は現在より優れた治療法・診断法を開発することである．
- 未解明な問題を追究する臨床試験に実験的な要素が含まれてくることは不可避である．被験者の人権には最大限の配慮を行い，科学的かつ倫理的に遂行していく必要がある．

2. 臨床試験の分類
- 臨床試験は「治験」と「研究者主導臨床試験」に大別される（図）．
- 「治験」とは，新薬の承認または適応拡大を目的として行われる，規制当局への承認申請のための臨床試験のことである．製薬会社の主導で行われている企業主導治験と，医師が自ら企画して治験を実施する医師主導治験がある．
- 「研究者主導臨床試験」とは，すでに承認された薬剤や治療法を用いて，最良の治療法や診断法を確立していく臨床試験のことである．抗癌剤の併用，新たな手術法や放射線治療の確立，更にはこれらを併用した集学的治療は製薬会社が扱える範疇を超えており，医師による治療開発が必要となる．

■ 臨床試験の分類

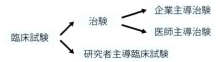

3. 臨床試験と規制
- 治験を行う際は，「医薬品，医療機器等の品質，有効性及び安全性の確保等に関する法律（薬機法）」と「医薬品の臨床試験の実施の基準に関する省令」（Good Clinical Practice；GCP）を遵守する．
- 研究者主導臨床試験を行う際は，「人を対象とする医学系研究に

関する倫理指針」を遵守する.

4. 臨床試験の進行

- 癌の臨床試験は第Ⅰ相,第Ⅱ相,第Ⅲ相と段階を踏んで実施されていくことが多い(表).
- 第Ⅰ相試験は安全性のスクリーニングに位置付けられ,毒性の評価と候補薬剤の最適な用量・用法を増量デザインにて探索していく.
- 第Ⅱ相試験は有効性のスクリーニングに位置付けられ,第Ⅰ相試験で決まった用量・用法にて,特定の癌種における有効性を評価していく.
- 第Ⅲ相試験では最終的に試験治療を従来の標準治療と比較して,どちらが優れた治療法かを大規模ランダム化比較試験によって検証する.試験治療が優れていることが示された場合は,試験治療が標準治療に置き換わることになる.

■ 癌の臨床試験の概略

	第Ⅰ相	第Ⅱ相	第Ⅲ相
目的	第Ⅱ相に進むかどうかを決める 推奨用量決定	第Ⅲ相に進むかどうかを決める 有効性スクリーニング,毒性プロファイル充実	標準治療を決める 総合的なリスク/ベネフィット評価
プライマリーエンドポイント	毒性(MTD,DLT)	奏効割合 生存割合 無再発生存割合	全生存期間
セカンダリーエンドポイント	効果	毒性	無増悪生存期間 毒性など
試験デザイン	毒性を目安に増量試験	単アーム試験 (ランダム化試験)	ランダム化 比較試験
症例数	15〜30 例	60〜100(200)例	200〜3,000 例
参加施設	少数の専門施設	中規模 (専門病院主体)	大規模・多施設・多国籍(一般病院主体)

1）第Ⅰ相試験
①目的
- 候補薬剤の毒性評価と安全性の確認を行い，第Ⅱ相試験以降に使用する最適な用量・用法を決定する．

  - 毒性の種類と程度の検討
  - 最大耐用量（maximum tolerated dose；MTD）の推定
  - 次相への推奨用量（recommended dose；RD）の決定
  - 薬物動態（pharmacokinetics；PK）・薬力学（pharmacodynamics；PD）の検討
  - 治療効果の観察
  - 治療効果予測バイオーカーの探索

②対象
- 標準治療が存在しない，あるいは標準治療では効果がなくなった癌患者が対象になる．これはヒトにおける効果・安全性に関して未知の点が多いためである．
- 目的が有効性の評価ではないため，癌種は限定せず，幅広く適格とする場合が多い．
- 主要評価指標が毒性評価のため，前治療の影響が残っている患者や，肝障害や腎障害，血液毒性などの臓器機能障害がある患者は不適格となる．

③用語の解説
- 用量制限毒性（dose limiting toxicity；DLT）：これ以上の増量ができない理由となる有害反応のこと．試験によって基準は異なるが，一般的には，CTCAE（common terminology criteria for adverse events）でGrade 4の血液毒性とGrade 3の非血液毒性のうち，急性・亜急性の毒性が対象となる．毒性によっては継続する日数まで定められていることもある．
- MTD：DLTがあらかじめ設定した発生頻度に達した用量レベルのこと．3～6症例中2症例以上のDLT発現用量レベルや，33％以上のDLT発現用量レベルなど．
- RD：第Ⅱ相試験における推奨投与量のこと．2コース目以降の毒性を加味して，MTDまたはそれより1レベル少ない投与量とされることが多い．

④方法
■ 基本の考え
- 一般的には抗腫瘍薬は投与量を増やすほど効果が高く，同時に毒性も強くなっていくとされる．毒性が耐容可能な用量まで抗腫瘍薬を増量することが，比較的安全な範囲内でその薬剤の効果を最大限に発揮できる方法と考えられる．
- 第Ⅰ相試験では，発現する用量制限毒性を評価することで，最大耐用量を推定して，次相以降で使用する推奨用量を決定していく．

■ 開始量
- マウスの10％致死量（lethal dose 10％）の1/10用量
- イヌの無毒性量（toxic dose low）の1/3用量．
- 海外で確認されたMTDの50％程度
など

■ 増量計画
- 3例コホート（cohort）法（3＋3 design）…開始量から始めて，各レベルで3名の被験者に薬剤を投与し，DLTが観察されない場合は，次のレベルに増量していく．1名の被験者でDLTが観察された場合は，そのレベルにさらに3名の被験者を追加した計6名に投与を行い，追加した3名でDLTが観察されない場合は次のレベルに増量する．1名以上でDLTが観察されたとき，すなわち6名中2名を超える被験者でDLTが観察された場合は，それ以上の投与量増量は行わずMTDとする．この3例コホート法と，開始用量から，増加率100，67，50，40，33，33，33％…と用量を増やしていくFibonacci変法の組み合わせが古くから用いられる方法である．

■ 3例コホート法

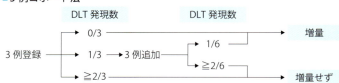

- 加速型漸増デザイン(accelerated titration design)：3例コホート法をベースに，低用量において，各レベルの患者数を減らす，各レベル間の増量幅を大きくする，同一患者内での増量を認める，などの手段を講じる．
- CRM(continual reassessment methods)：前臨床試験を含む事前情報に基づいて投与量と副作用関係をモデル化し，推奨投与量付近での期待毒性出現確率を1例ごとに逐次検定して，事後分布を推定する．

⑤**薬物動態評価**
- PK/PDに関する諸性質(クリアランス，分布容積，生物学的利用率，血中半減期など)や個人差，毒性出現との関係を検討し，適切な投与量・投与間隔の決定の参考とする．

⑥**腫瘍縮小効果**
- 奏効割合は5％程度である．
- 複数の前治療歴を有したり，至適投与量を下回る量を投与される患者の割合が高いことなどもあり，薬剤の効果については参考程度である．

2)第Ⅱ相試験
①目的
- 第Ⅰ相試験で決定した推奨用量を特定の癌種の患者に投与して，候補薬剤の有効性を評価していく．

 ・特定の癌種に対する，推奨用量での有効性(抗腫瘍効果)の評価
 ・蓄積毒性を含む毒性の更なる評価
 ・PK/PDの更なる検討
 ・第Ⅲ相試験に進めるかの判断

②対象
- 肺癌など，特定の癌種の患者
- 測定可能病変を有する患者
- 第Ⅰ相試験同様，PS(performance status)や臓器機能が保たれていることは前提である．

③方法
■ **基本の考え**
- 第Ⅲ相試験に進めるかどうかの判断を短期で行うために，有効性の評価としては，早期判断できる腫瘍縮小効果が好まれるが，デ

ザインによる．客観的な腫瘍縮小効果の評価のために，RECIST (Response Evaluation Criteria in Solid Tumors)が使用される．
- 対象患者の人数が増えるため，稀な副作用や蓄積毒性の評価も行い，安全性に関しても更なる評価を加えていく．

■ 試験デザイン
- **単群第Ⅱ相試験**：従来は単群(single arm)で，主要評価指標を奏効割合とするデザインが一般的に採用されてきた．過去の臨床試験の結果と比較して，試験治療の奏効割合が今後開発を進める価値があるレベル以上であると判断される場合に，第Ⅲ相試験へ進むことを検討していく．また効果のない薬剤が投与される患者を最小限にするために，2段階デザインが使用されることが多い(Simon法，Fleming法，SWOG法など)．第一段階で奏効症例が少ない場合に「無効中止」の判断をし，第二段階に進んだ場合は症例を追加して最終判断を行う．
- **多群第Ⅱ相試験**：過去の臨床試験から得られる historical control (過去の対照群)の設定が難しく現在の対照群が必要な場合，あるいは治療候補が複数ある場合などに多群試験を行うことがある．検証的な試験ではなく，目的に応じて採用するデザインを決めていく．標準治療と試験治療を比較する「ランダム化スクリーニングデザイン」，複数の新しい試験治療を比較して一番有望な治療を選ぶ「ランダム化選択デザイン」，腫瘍の大きさが不変の時に治療継続とプラセボに割り付けて，腫瘍が増大しない理由が治療によるものなのか腫瘍の性質によるものなのかを判断する「ランダム化中止デザイン」などが代表的なデザインとして挙げられる．

3）第Ⅲ相試験
①目的

従来の標準治療あるいは BSC と比較し，新しい標準治療を確立する

- 最も有効な治療法である従来の標準治療と比較して，生存期間延長や症状緩和，副作用の軽減，QOL の向上などの観点で，新しい試験治療のほうが優れているかどうかを検証していく．
- 標準治療が確立されていない場合は，BSC(best supportive care)やプラセボを対照群とすることもある．

②対象

- 第Ⅱ相試験と同様に対象とする癌種を特定して行う.
- 試験の参加基準は第Ⅰ・第Ⅱ相試験に比べると緩和されてくるものの, 引き続き PS や臓器機能が保たれていることは前提であり, 各々の試験で適格基準と除外基準が規定され, その基準を満たす患者のみ参加することができるのも同様である.

③用語の定義

- 全生存期間（overall survival ; OS）…登録日を起算日とし, あらゆる原因による死亡日までの期間.
- 無増悪生存期間（progression-free survival ; PFS）…登録日を起算日とし, 増悪と判断された日またはあらゆる原因による死亡日のうち早いほうまでの期間.
- 無病生存期間（disease-free survival ; DFS）…登録日を起算日とし, 再発と判断された日, 二次癌の診断日, あらゆる原因による死亡日のうちいずれか最も早いものまでの期間.
- 無再発生存期間（relapse-free survival ; RFS）…登録日を起算日とし, 再発と判断された日またはあらゆる原因による死亡日のうち早いほうまでの期間.

④方法

■ 基本の考え

- 第Ⅲ相試験では, 各種バイアスを排除して比較を行っていく必要があり, 患者を試験治療群と対照群にランダムに割り付け, 可能ならば二重盲検法を採用する. 重要な予後因子に関しては群間のバランスをとるために, 割り付け調節を行ってランダム化する. プライマリーエンドポイントは真のエンドポイントである生存期間とすることが多く, 比較は優越性あるいは非劣性試験のいずれかのデザインを採用して行う.
- 試験の結果では, 標準治療が変わり, 実地診療に大きな影響が及ぶことになる. このため, 十分な検証が必要となり, 二百〜数千人の大規模ランダム化試験が行われる.

■ エンドポイント

- エンドポイントとは, 臨床試験で事前に設定される, 治療行為の効果を評価するための評価指標のことである.
- 臨床試験では, 最も評価したい, 主たる評価指標である主要評価

指標(プライマリーエンドポイント)を設定する．主要評価指標は患者のベネフィットを直接反映する指標であるべきであり，癌分野の第Ⅲ相試験においてはOSが用いられることが多い．
- 癌の治療成績が向上し，生存期間が長くなるにつれ，OSを主要評価指標として用いることが困難になってくる．PFSやDFSが，簡便に，早く，少ない患者で評価することができるため，代替で主要評価指標として用いられることもある．

■ 比較の種類
- 有効性の比較のデザインには，優越性試験と非劣性試験の2種類がある．前者が，主要評価指標において試験治療が統計的に有意に優れていることを検証するのに対し，後者は事前に許容下限(非劣性マージン)を設定して，この許容下限以上には試験治療が劣っていないことを検証する．
- 非劣性試験は，試験治療の有効性が同程度であるが，毒性が軽い(less toxic new)，QOL，利便性，コストなどの有効性以外のメリットがある場合に計画される．

■ ランダム化
- 被験者を試験治療群と対照群に何らかの確率を用いて無作為に割り付けることをランダム化という．これにより，治療群間の患者背景の隔たりを最小化する．
- 単純なランダム化法では重要な予後因子で偏りが生じる可能性もある．特に重要な予後因子に関しては群間で偏りが生じないよう，予め割付調節を加えてランダム化する層別割付法や最小化法を適用する．

⑤結果の解釈
■ ITT(intention to treat)解析
- 各群に割り付けられた被験者は，治療の早期中止や変更あるいはコンプライアンス不良であっても，元々の割付群として扱って解析することである．これらの被験者のみを解析から除くと，どちらかの治療群に中止症例の偏りが出る可能性があり，背景因子のバランスが崩れ，両群の比較可能性が担保できなくなる．また，その薬剤の強い副作用や，用法・用量，薬剤の剤形などが煩雑であるなどの負の面も，その治療法の効果として分析に反映することができる．

■ 中間解析(interim analysis)
- 予定症例数に達する前に,試験の継続の可否を検討するために行う解析のことである.解析の結果,治療効果に明らかな差がある(有効中止),あるいは治療効果に当初見込んだ差がない(無効中止)ことが明らかになった場合は,試験を早期に中止する場合がある.

■ サブグループ解析
- 第Ⅲ相試験に参加する患者は多種多様な集団である.年齢,性別,組織型,病期,PSなど多数の重要な因子により被験者を複数のサブグループに細分化して解析を加え,いずれのグループでも結論が同じ傾向であった場合,治療薬の患者背景によらない効果と一般化可能性が示唆される.治療効果の優劣をサブグループで探索することが日常的に行われるが,多重検定を行うことでαエラーが増大し,偶然差があるようにみえるサブグループが出てくるため,結果の解釈は慎重であるべきである.

5. 肺癌における治療開発戦略の変化

1) 概略
- 新薬開発のグローバル化が進み,国際共同治験への参加が増加してきている.
- 稀な遺伝子異常をもつ肺癌に対する治療開発戦略が必要になってきている.
- それに伴い,臨床試験デザインの再考が行われてきている.

2) 臨床試験の国際化
- 本邦では従来独自に国内で臨床試験を行い薬剤を開発をしてきた.海外の承認薬に関しても,一から臨床試験を組み直しており,安全性は確保されるものの,ドラッグ・ラグが問題になってきていた.
- 1998年に「外国臨床データを受け入れる際に考慮すべき民族的要因についての指針」(ICH-E5ガイドライン)が公表された.海外の臨床試験のデータを本邦での承認のために一部外挿するブリッジング戦略が行えるようになったが,ドラッグ・ラグの問題は依然残っていた.
- 2007年に「国際共同治験の基本的考え方に関するガイドライン」

が発出され，世界規模で新薬の開発と承認を目指す国際共同治験へわが国も積極的に参入するようになり，ドラッグ・ラグの問題は解消されてきている．
- 今後は，本邦で開発した薬剤を，国内で FIH（first in human）試験や POC（proof of concept）試験といった早期の探索的な臨床試験を行い，その結果を海外に発信していくよう更なる体制づくりをしていく必要がある．

3）肺癌治療の個別化
■ 稀なドライバー遺伝子異常
- 従来肺癌は組織型によって分類して治療方針を決定していたが，ドライバー遺伝子異常によって新たに細分化されるようになってきた．
- EGFR 遺伝子変異や ALK 融合遺伝子に加えて，KRAS，BRAF，HER2/ERBB2 のミスセンス・挿入・欠失変異や，RET，ROS-1 の融合遺伝子といった，稀なドライバー遺伝子異常が同定されてきた．

■ スクリーニングプロジェクト
- 稀少肺癌の治療開発を単一の施設で行うことは困難であり，肺癌患者の癌関連遺伝子の異常の大規模なスクリーニングが必要になった．
- 2013 年 2 月より本邦では，EGFR 遺伝子変異陰性の非扁平上皮非小細胞肺癌を対象として，遺伝子異常のスクリーニングを行う LC-SCRUM-Japan（Lung Cancer Genomic Screening Project for Individualized Medicine in Japan）が全国規模で開始された．現在では肺扁平上皮癌や小細胞肺癌までスクリーニング対象を広げている．

4）臨床試験のデザインの再考
■ 稀少疾患に対する臨床試験
- 稀な遺伝子異常の肺癌に対しては，多数の被験者を集めてランダム化試験を行い標準治療を決定していく第Ⅲ相試験の形を採用することが現実的でなくなってきている．
- 第Ⅰ相や第Ⅱ相の早期の臨床試験においてでも，proof of concept が確保されれば，迅速に承認されるようになってきている．
- 例えば ALK 阻害薬としてのクリゾチニブは，第Ⅰ相試験の Ex-

pansion Cohort と第 II 相試験の結果から，2011 年には FDA により承認されている．2007 年に EML4-ALK 融合遺伝子が報告されてから僅か 4 年の期間であった．

■ **臨床試験デザインの多様化**

- 個々の患者の遺伝子異常のデータを基にして，対応する分子標的薬を選択し投与する個別化医療が臨床応用されてきており，それに応じて Umbrella trial や Basket trial といった新たな臨床試験のデザインが考案されてきている．
- Umbrella trial は，特定の臓器・組織型の被験者を，遺伝子異常の情報をもとにして，複数ある治療群に割り付けていくデザインである．
- Basket trial は，同じ遺伝子異常をもつ患者を，その組織型や臓器によらず，対応する分子標的薬の治療群に割り付け，複数の独立した第 II 相試験を並行して行っていくデザインである．

6. 臨床試験の評価指標

- 臨床試験における試験治療の効果，毒性は再現性をもって評価する必要があり，国際的なガイドラインが提唱されている．
- 以下のガイドラインは JCOG（日本臨床腫瘍グループ）の website からも参照することができる．
  （http://www.jcog.jp/doctor/tool/index3.html）

1）固形がんの治療効果判定のための RECIST ガイドライン

- RECIST ガイドラインは 2000 年に ver. 1.0 が公表され，2009 年 1 月に ver. 1.1 に改訂された．

2）有害事象共通用語規準（CTCAE）v4.0

- CTCAE は 2003 年 3 月に米国 NCI（National Cancer Institute）が公表し，2009 年 5 月に現在のものに改訂された．

7. 臨床試験における統計用語の解説

1）仮説検定

- 仮説には対立仮説（証明したい仮説）と帰無仮説（否定したい仮説）がある．検定により帰無仮説を棄却することにより，対立仮説を証明するという方法が一般的に行われる．
- 例えば「標準治療と試験治療の間の有効性に差がない」という帰

無仮説を立て，これが棄却されれば，試験治療の有効性が証明される．

2) p値
- 「仮に帰無仮説が正しいと仮定したときに，観察された結果以上に大きな差になる確率」と定義される．
- p値が小さいほど観察された結果が起こりそうにないことを意味する．

3) 有意水準
- p値が十分に小さいときに，仮説として置いた帰無仮説が不合理で正しくないと結論付ける判断レベルが有意水準である．
- 臨床試験では，p値があらかじめ定められていた有意水準αよりも小さい場合に有意差ありと判断し，帰無仮説を棄却して対立仮説を採択する．

4) αエラー（第一種の過誤）
- 差がないという帰無仮説が正しいのにも関わらず，たまたま極端な値が観察され，誤って差があると判断して対立仮説を採択する誤りのことである．

5) βエラー（第二種の過誤），検出力
- 差があるという対立仮説が正しいのにも関わらず，差がないと判断して対立仮説を採択できない誤りのこと．また，本当に差があるものを正しく差があると判断できる確率を検出力（power：1－β）と呼ぶ．

6) 生存時間解析
- イベント発生までの時間を測定する場合には，試験期間内にイベントを観察できない患者が発生する．このような場合を打ち切り（censor）と呼び，これらを適切に考慮するための特別な統計手法が必要とされる．
- 生存時間データを要約する1年生存率や生存期間中央値を求める際にはKaplan Meier法を，群間を比較する際にはLog rank検定やWilcoxon検定が用いられる．

7) ハザード比
- 癌の第Ⅲ相試験で発生するイベントは死亡率や再発であるが，ある時間tの直前までイベントの発生していない患者が，時点tでイベントが発生する確率をハザード率（生存曲線の微分）と呼ぶ．

対照群と試験群のハザード率の比をハザード比と呼ぶ．

文献

1) DeVita VT Jr, et al. DeVita, Hellman, Rosenberg's Cancer: Principles & Practice of Oncology, 10th ed. Lippincott Williams & Wilkins, 2014
2) Stephanie G, et al; 福田治彦, 他訳. 米国 SWOG に学ぶ がん臨床試験の実践, 第 2 版. 医学書院, 2013
3) 大橋靖雄, 他. がん臨床試験テキストブック. 医学書院, 2013

〈板橋耕太・山本　昇〉

索引

欧文索引

数字

Ⅰ期小細胞肺癌　69
Ⅰ期非小細胞肺癌　81
Ⅱ期非小細胞肺癌　86
Ⅲ期非小細胞肺癌　89
Ⅳ期非小細胞肺癌　93
3例コホート（cohort）法　210
3＋3 design　210
5つのR　14

A

αエラー　218
accelerated titration design　211
ACOSOG Z0030 試験　84
active care　199
adjuvant therapy　63
ALK 遺伝子検査　113
ALK 遺伝子転座陽性肺癌　111
ALK チロシンキナーゼ阻害薬　183
ALK 融合遺伝子　111
ALK を標的とした薬剤　65
autofluorescence imaging（AFI）　30

B

βエラー　218
base support　199
basket trial　217
Beck の三徴　128
best supportive care（BSC）　212
BEV　94
beyond PD　110
bone modifying agents（BMA）　123
Brown 現象　21

C

C/T 比　56
Calvert の式　187
CBDCA＋GEM 療法　102
CBDCA＋PEM 療法　102

CBDCA＋PTX 療法　102
CBDCA＋PTX＋BEV 療法（表）　100
CBDCA＋S-1 療法　102
CBDCA＋weekly PTX 療法　104
CDDP＋CPT-11 療法　102
CDDP＋DTX 療法　102
CDDP＋GEM 療法　101
CDDP＋PEM 療法　100
CDDP＋S-1 療法　102
CDDP＋VNR 療法　101
chemotherapy-induced peripheral neuropathy（CIPN）　170
combined pulmonary fibrosis and emphysema（CPFE）　179
community support　199
consolidation/tumor ratio（C/T 比）　56
continual reassessment methods （CRM）　211
CRC（clinical research coordinator）205, 206
CT　19
──による肺癌検診の位置づけ　9
CTCAE　217, 231
cytotoxic T-lymphocyte associated antigen-4（CTLA-4）　66

D

disease-free survival（DFS）　213
DTX　95, 102
DTX 療法　103, 104

E

EBUS-TBNA　28
EGFR（epidermal growth factor receptor）　65, 105
EGFR 遺伝子変異陽性　105
EGFR-tyrosine kinase inhibitor （EGFR-TKI）　105, 183
──への耐性化　110

ENI vs IFRT 90
epidermal growth factor
　receptor → EGFR
EURTAC 108
extensive disease(ED) 68

F
FDG-PET 23
── の役割 24
febrile neutropenia(FN) 131, 163
── の発症率，肺癌薬物療法レジ
　メンにおける 165
Fibonacci 変法 210
FIH(first in human)試験(法) 113,
　216

G, H
G-CSF 163
G-CSF 製剤 134
GEM 95
GEM 療法 104
good clinical practice(GCP) 207
GPA 117
HRCT 19
humoral hypercalcemia of malig-
　nancy(HHM) 135

I
idiopathic interstitial pneumonia
　(IIP) 178
idiopathic pulmonary fibrosis(IPF)
　178
IFCT0501 試験 96
IHC 法 113
IMPRESS 試験 110
INT-0139 試験 89
interim analysis 215
interstitial pneumonia(IP) 178
IP 合併肺癌の術前評価 179
ITT(intention to treat)解析 214

J, K
JCOG0301 92
JCOG0802 試験 84
JCOG1201 試験 77
JCOG9511 試験 75
JCOG9515 127

JCOG9702 試験 77
JCOG9811 試験 129
JECS 9
Kaplan Meier 法 218
key drugs，肺癌化学療法の 205

L
LC-SCRUM-Japan 216
LCSG-821 試験 83
limited disease(LD) 68
local osteolytic hypercalcemia
　(LOH) 135
Log rank 検定 218
Lugano 分類 25
Lung Adjuvant Cisplatin Evaluation
　(LACE) 114
LUX Lung 3 108
LUX Lung 6 109

M
M 因子 49
MASCC(Multinational Association
　of Supportive Care in Cancer)
　132
MDCT 19
MRI 21
── による遠隔転移診断 21
MRI 造影剤の副作用対策 22

N
N 因子 47
N 診断 25
narrow band imaging(NBI) 29
NaSSA 158
NEJ002 108
NELSON 9
neoadjuvant therapy 63
NLST 8
NSCLC 114
NSF 22

O
OLCSG0007 91
oncogene addiction 105
oncologic emergency 131
OPTIMAL 108
overall survival(OS) 213

P

p 値　218
PEM　94, 102
PEM 維持療法　102
PEM 療法　103, 104
PET/CT　23
PLCO 研究　7
POC（proof of concept）試験　216
PROFILE 1007　112
PROFILE 1014 試験　111
programmed cell death-1（PD-1）　66
programmed cell death ligand-1（PD-L1）　66
progression-free survival（PFS）　213
prophylactic cranial irradiation（PCI）　70, 73, 76

R

R-EBUS　30
RECIST ガイドライン　217
refractory relapse　79
――に対する治療　80
relapse-free survival（RFS）　213
RTOG0617　90
RTOG7301　92
RTOG RPA　117
RT-PCR 法　113

S

sensitive relapse　79
――に対する治療　79
SIADH　139
skeletal related event（SRE）　121
SNRI　158
spread through air spaces（STAS）　81
SQUIRE 試験　97
SSRI　158
subsolid nodule　85
superior sulcus tumor（SST）　63
SUVmax　24
syndrome of inappropriate secretion of ADH（SIADH）　139

T

T 因子　45
T 診断　25
T790M 変異　110
TAILOR 試験　95
TNM 病期分類　45
TNM 分類　86
Tobacco Dependence Screener　11

U

UGT1A1　76
――, イリノテカンと　76
umbrella trial　217

V

vascular endothelial growth factor（VEGF）　66
virtual bronchoscopic navigation（VBN）　31
VNR　95
VNR 療法　104

W, X

WHO 三段階除痛ラダー　146
Wilcoxon 検定　218
WJOG5208　97
WJTOG0105　91
WJTOG3405　108
WJTOG9903　89
WJTOG9904　96
X 線透視　30

和文索引

あ
アファチニブ 106, 173
アムルビシン療法 79, 80
アルブミン懸濁型パクリタキセル 171
アレクチニブ 111, 113
悪性胸水 125
悪性心囊液の治療 128

い, う
イリノテカンとUGT1A1 76
イリノテカン療法 79
インターベンショナル・ラディオロジー 124
医療費負担の軽減 191
維持療法 96
うつ病・適応障害 157
運動性神経障害 171

え
エコーガイド下心囊穿刺 128
エネルギー 59
エルロチニブ 103, 106, 173
エンドポイント 213
疫学 1
液状検体 43
遠隔転移 49

お
オピオイド 150
―― の使い方 148
―― の副作用 152
オピオイドスイッチング 148
悪心・嘔吐 155, 167

か
カルシトニン 136
カルチノイド 45
カルボプラチン 187
カルボプラチン+エトポシド療法 77, 78
カルボプラチンレジメン 94
ガドリニウム造影剤 22
がん化学療法看護認定看護師 200
がん看護専門看護師 200

がん専門薬剤師 203
がん疼痛治療の目標 146
がん疼痛の評価 145
がん放射線療法看護認定看護師 201
がん薬物療法認定薬剤師 203
化学放射線療法 63, 71
化学療法単独 71
加速過分割照射療法 72
加速型漸増デザイン 211
仮説検定 217
仮想気管支鏡 31
家族歴 16
画像誘導放射線治療 61
介護保険 195
海外渡航歴 17
開胸法 57
外部照射 57
外用ステロイド薬 174
拡散強調画像(DWI) 21
喀痰検体 43
合併症のある肺癌 178
完全胸腔鏡下手術 57
肝炎 178
肝機能低下時に減量を要する抗癌剤 189
肝硬変 189
肝障害患者の薬物療法 189
乾皮症 174
間欠的鎮静 156
間質性肺炎 178
―― と肺癌 182
―― の増悪リスク 182
間質性肺炎合併肺癌
―― の化学療法 182
―― の放射線治療 186
感覚性神経障害 171
感染源の精査 131
緩和医療 144
緩和ケアとがん疼痛 144
緩和照射 202
緩和的放射線治療 59
癌性髄膜炎 21, 119

癌リハビリテーション，骨転移患者
　の　127

き
ギムザ染色　42
気管支鏡　29
気胸　38
気腫合併肺線維症　179
気道狭窄　141
既往歴　16
起因菌の同定　131
稀少疾患に対する臨床試験　216
喫煙　4
喫煙歴　16
吸引針　35
急性有害事象　61
胸腔鏡下タルク散布術　126
胸腔鏡補助下手術　57
胸腔穿刺　126
胸腔ドレーン留置　126
胸水貯留　125
胸部 X 線検査　7, 18
胸部放射線療法　72
胸膜浸潤の定義　42
胸膜癒着術，薬剤注入による　127
強オピオイド　148
強度変調放射線治療　61
橋中心髄鞘崩壊症　140
局所麻酔下胸腔鏡　32
禁煙指導　10
禁煙補助薬　13

く
クリゾチニブ　111
区域切除術　55
空気塞栓　38

け
ゲフィチニブ　106, 173
計画標的体積　58
経気腔性腫瘍進展　81
経口抗癌剤の催吐リスク　168
経済的援助　193
経皮針生検　34
経皮的バルーン心膜切開術　129
軽度・最小度催吐性リスク　169

血管新生阻害剤　66
血小板減少症　166
血流評価　32
研究者主導臨床試験　207
剣状突起下心膜開窓術　129
検出力　218
検診　6
倦怠感　154
健康保険組合　192
腱反射低下　171
限局型小細胞肺癌　68
　── の治療　71
限度額適用認定証　192
原発腫瘍　45
現病歴　16
減量が必要な抗癌剤　187

こ
コア針　35
コアキシャル針　35
コアキシャル法　35
コルチコステロイド　154
呼吸器内視鏡　28
呼吸困難　152
抗 CTLA-4 抗体　66
抗 PD-1/PD-L1 抗体　66
抗 RANKL 抗体　123
抗菌薬　134
抗不安薬　154
抗利尿ホルモン不適合分泌症候群
　（SIADH）　139
高カルシウム血症　135
高額療養費制度　191
高手術リスク例　84
高精度放射線治療　61
高度催吐性リスク　169
高分化型腺癌，浸潤性の少ない
　85
高齢者　73, 77, 104
骨関連事象　121
骨修飾薬　123
骨シンチグラフィ　26
骨髄抑制　163

骨転移　22
　── に対する患者指導　203
　── の症状　121
　── の治療　120
骨転移痛に対する緩和照射　122
根治照射　201
根治的放射線治療　59, 90

さ
サブグループ解析　215
再発小細胞肺癌の分類　78
細胞診　42
催吐リスク　168, 169
殺細胞性薬剤　64

し
シスプラチン＋イリノテカン療法
　70, 75
シスプラチン＋エトポシド療法
　70, 72, 75
シスプラチン＋エトポシド＋イリノ
　テカン療法　79
シスプラチンレジメン　93
シルエットサイン陽性　18
ジーラスタ　166
死亡数　2, 3
視診　17
自律神経障害　171
持続鎮静　156
社会資源　191
手術治療　54
手術不可能例　84
腫瘍縮小効果　211
終末期苦痛緩和のための鎮静　156
縮小手術　55
　── の有用性の検証　84
出血　38
術後化学療法　114
術後急性増悪の診断　180
術後照射　60
術後肺瘻予防　180
術後補助化学療法　70
術後補助薬物療法　63
術前化学放射線療法　63
術前照射　60

術前補助薬物療法　63
所属リンパ節転移　47
徐放性オピオイド　150
小検体　41
小細胞肺癌（SCLC）　44, 115
小細胞肺癌の治療　68
傷病手当金　193
照射体積　58
照射法　59
障害年金　194
上大静脈症候群　136
上皮成長因子受容体（EGR）　65,
　105
触診　17
職業的曝露　5
職業歴　16
心嚢液貯留　127
神経内分泌腫瘍の分類　42
浸潤癌の組織分類　39
浸透圧性脱髄症候群　140
進展型小細胞肺癌　68
　── の治療　74
診察　16
腎機能
　── の障害時に使用できるレジメ
　　　ン　188
　── の測定（法）　187
　── の低下時に減量を要する抗癌
　　　剤　188
腎障害患者の薬物治療　186
腎性全身線維症（NSF）　22

す
スクリーニング　11
スクリーニングプロジェクト　216
ステント　142
ステント留置術　137
ストロンチウム89　122
すりガラス陰影（結節）　55, 85

せ
セカンドライン以降の治療　78
セルフケア支援のポイント　99
セルブロック法　43

セロトニン・ノルアドレナリン再取り込み阻害薬（SNRI）　158
せん妄　159
　—— のハイリスク患者　159
　—— の薬物療法　161
　—— への環境的・支持的介入　160
生検の手順　36
生存時間解析　218
制吐療法　169
性状評価　31
精神的・心理的サポート　157
切除不能Ⅲ期肺癌　90
腺癌　44
　—— の浸潤に関する分類　40
　—— の増殖パターン　40
選択的セロトニン再取り込み阻害薬（SSRI）　158
全生存期間　213
全脳照射　118

そ
ゾレドロン酸　123
組織染色法　40
爪囲炎　175
瘙痒症　175
造影剤の同意書取得　20

た
タルク　127
多群第Ⅱ相試験　212
多職種チーム医療の構成メンバーとモデル　198
打診　17
代謝拮抗剤　64
体内標的体積　58
退院オリエンテーション用紙　54
第Ⅰ相試験　208
第Ⅱ相試験　208, 211
第Ⅲ相試験　208, 212
第一種の過誤　218
第二種の過誤　218
単群第Ⅱ相試験　212

ち
チーム医療　198

　—— が必要な理由　198
チームオンコロジー ABC　198
地域包括支援センター　196
治験　207
遅発性有害事象　61
中間解析　215
中枢肺病変　29
中等度催吐性リスク　169
聴診　17
直接採取検体　43
鎮痛薬　123

て
デノスマブ　123
デュロキセチン　172
低線量 CT 検査　8
　—— による肺癌スクリーニング　9
定位放射線照射　61
点滴抗癌剤の催吐リスク　168
転移性脊椎腫瘍　22

と
トポイソメラーゼ阻害剤　64
ドライバー遺伝子異常　216
ドラッグ・ラグ　216
疼痛緩和　144
導入化学放射線療法　63
特発性間質性肺炎　178
特発性肺線維症　178
突出性悪心・嘔吐　170
突発痛・残存痛への対処　149

な
捺印細胞診　43
軟髄膜転移　21
難治性疼痛　152

に
ニコチン依存症　11
ニコチン依存症管理料　10
ニコチンガム　13
ニコチンパッチ　13
ニボルマブ　97
ニンテダニブ　185
肉眼的腫瘍体積　58

ね
ネシツムマブ　97
ネダプラチン　97
年齢調整死亡率　3
年齢調整罹患率　3

の
ノギテカン療法　79
ノルアドレナリン作動性特異的セロ
　　トニン作動性抗うつ薬（NaSSA）
　　158
脳実質内転移　21
脳転移　117

は
ハザード比　218
ハザード率　218
バレニクリン　13
パパニコロウ染色　42
播種　38
肺癌化学療法の key drugs　205
肺癌検診　6
肺癌治療の個別化　216
肺癌の標準治療　52
肺クリプトコッカス症　16
肺神経内分泌腫瘍　69
肺尖部胸壁浸潤肺癌　88
肺全摘術　55
肺扁平上皮癌　93
肺門・縦隔病変　31
肺葉性無気肺　18
肺葉切除術　55
肺葉切除術 vs 縮小手術　83
白金製剤　64
白血球減少症　163
発熱性好中球減少症（FN）　131,
　　163

ひ
ビスホスホネート製剤　123, 136
ピシバニール　127
日焼け止め　176
皮疹　173
非小細胞肺癌（NSCLC）　114
　　── の治療　81
　　── の病理診断報告用語　41

非扁平上皮癌　99
非密封小線源治療　58
非劣性試験　214
微小管作用薬　65
標準術式の変遷　54
標的体積　91
標的体積設定　58
病期診断　25
病期分類　45, 50, 68
病的骨折　121
　　── に対する予防照射　122
病理診断報告用語，非小細胞癌の
　　41
病理組織診断　39
貧血　166

ふ
フェンタニル口腔粘膜製剤　151
ブリンクマン指数　12
ブレオマイシン　127, 128
プライマリーエンドポイント　214
プラチナ製剤併用療法　96
付加給付制度　192
部分切除術　55
分割シスプラチン＋エトポシド療法
　　77, 78
分子標的薬　65

へ
ペグフィルグラスチム　166
ペット飼育歴　16
ペメトレキセドの皮疹　173
扁平上皮癌　44

ほ
放射線治療（療法）　57, 122, 137
　　── のリスク　122
放射線肺臓炎　186

ま，み
末梢神経障害　170
末梢肺病変　30
密封小線源治療　58

む
無～低手術リスク例　83
無効中止　215
無再発生存期間　213

無増悪生存期間　213
無病生存期間　213

め，も
メタアナリシス　92
モルヒネ　154
問診　16

や
薬物動態評価　211
薬物療法　62
　── の適応　64
　── の副作用対策　163

ゆ
有意水準　218
有害事象　61
有害事象共通用語規準（CTCAE）
　217, 231
有効中止　215
優越性試験　214

よ
予期性悪心・嘔吐　170
予防的全脳照射　70, 73, 76
予防的放射線治療　59

要介護（要支援）認定申請　196

ら
ランダム化　214
ランダム化スクリーニングデザイン
　212
ランダム化選択デザイン　212
ランダム化中止デザイン　212

り，れ
リスクファクター　4
リンパ節マップ　49
罹患数　1
罹患率　1
良悪性鑑別診断　24
臨床試験　207
　──，稀少疾患に対する　216
　── の国際化　215
　── の進行　208
　── の分類　207
臨床標的体積　58
臨床病期Ⅰ期非小細胞肺癌　81
　── の治療　85
レスキュー製剤　150

付録

有害事象共通用語規準 v4.0 日本語訳 JCOG 版

Common Terminology Criteria for Adverse Events v4.0（CTCAE v4.0）

（JCOG ホームページ http://www.jcog.jp/ より抜粋）

232　有害事象共通用語規準 v4.0 日本語訳 JCOG 版

CTCAE v4.0 MedDRA v12.0 Code	CTCAE v4.0 Term 日本語	Grade				
		1	2	3	4	5
血液およびリンパ系障害 Blood and lymphatic system disorders						
10002272	貧血	ヘモグロビン < LLN-10.0 g/dL； < LLN-6.2 mmol/L； < LLN-100 g/L	ヘモグロビン < 10.0-8.0 g/dL； < 6.2-4.9 mmol/L； < 100-80 g/L	ヘモグロビン < 8.0 g/dL； < 4.9 mmol/L； < 80 g/L；輸血を要する	生命を脅かす；緊急処置を要する	死亡
10016288	発熱性好中球減少症			ANC < 1,000/mm³ で，かつ，1回でも 38.3℃(101°F)を超える，または1時間を超えて持続する 38℃以上(100.4°F)の発熱	生命を脅かす；緊急処置を要する	死亡
心臓障害 Cardiac disorders						
10010276	伝導障害	軽度の症状がある；治療を要さない	中等度の症状がある	高度の症状がある；治療を要する	生命を脅かす；緊急処置を要する	死亡
10019279	心不全	症状はないが，検査値(例：BNP[脳性ナトリウム利尿ペプチド])や画像検査にて心臓の異常がある	軽度から中等度の活動や労作で症状がある	安静時またはわずかな活動や労作でも症状があり重症；治療を要する	生命を脅かす；緊急処置を要する (例：持続的静注療法や機械的な循環動態の補助)	死亡
10069501	左室収縮機能障害	—		心拍出量の低下により症状があるが治療に反応するもの	心拍出量の低下による心不全が治療に反応しないまたはコントロール不良；心室補助装置や静脈内昇圧剤のサポートまたは心臓移植を要する	死亡
10028606	心筋炎	症状はないが，検査値(例：BNP[脳性ナトリウム利尿ペプチド])や心臓の画像検査にて異常がある	軽度から中等度の活動や労作で症状がある	安静時またはわずかな活動や労作でも症状があり重症；治療を要する	生命を脅かす；緊急処置を要する (例：持続的静注療法や機械的な循環動態の補助)	死亡
10034474	心嚢液貯留		症状がない少量から中等量の心嚢液貯留	生理機能に影響する心嚢液貯留	生命を脅かす；緊急処置を要する	死亡
胃腸障害 Gastrointestinal disorders						
10000081	腹痛	軽度の疼痛	中等度の疼痛；身の回り以外の日常生活動作の制限	高度の疼痛；身の回りの日常生活動作の制限	—	—
10002156	痔瘻	症状がない；臨床所見または検査所見のみ；治療を要さない	症状がある：消化管機能に変化がある	消化管機能に高度の変化がある；経管栄養/TPN/入院を要する；待機的外科的処置を要する	生命を脅かす；緊急処置を要する	死亡
10003445	腹水	症状がない；臨床所見または検査所見のみ；治療を要さない	症状がある；内科的治療を要する	高度の症状がある；侵襲的処置を要する	生命を脅かす；緊急の外科的処置を要する	死亡

LLN：(施設)基準値下限

有害事象共通用語規準 v4.0 日本語訳 JCOG 版　　233

CTCAE v4.0 MedDRA v12.0 Code	CTCAE v4.0 Term 日本語	Grade				
		1	2	3	4	5
10010774	便秘	不定期または間欠的な症状；便軟化剤／緩下薬／食事の工夫／浣腸を不定期に使用	緩下薬または浣腸の定期的使用を要する持続的症状；身の回り以外の日常生活動作の制限	摘便を要する頑固な便秘；身の回りの日常生活動作の制限	生命を脅かす；緊急処置を要する	死亡
10012318	齲歯	歯根部に及ばない齲歯	歯根部に及ぶ齲歯	歯髄炎または歯根尖周囲の膿瘍や歯の欠失に至る齲歯		
10012727	下痢	ベースラインと比べて＜4回/日の排便回数増加；ベースラインと比べて人工肛門からの排泄量が軽度に増加	ベースラインと比べて4-6回/日の排便回数増加；ベースラインと比べて人工肛門からの排泄量が中等度に増加	ベースラインと比べて7回以上/日の排便回数増加；便失禁；入院を要する；ベースラインと比べて人工肛門からの排泄量が高度に増加；身の回りの日常生活動作の制限	生命を脅かす；緊急処置を要する	死亡
10017853	胃炎	症状がない；臨床所見または検査所見のみ；治療を要さない	症状がある；消化管機能に変化がある；内科的治療を要する	摂食または胃機能の高度の低下；TPN または入院を要する	生命を脅かす；緊急の外科的処置を要する	死亡
10021328	イレウス	―	症状がある；消化管機能に変化がある；消化管の安静を要する	消化管機能に高度の変化がある；TPN を要する	生命を脅かす；緊急処置を要する	死亡
10051746	下部消化管出血	軽症；治療を要さない	中等度の症状がある；内科的治療または小規模な焼灼術を要する	輸血/IVR による処置／内視鏡的処置／待機的外科的処置を要する	生命を脅かす；緊急処置を要する	死亡
10028130	口腔粘膜炎	症状がない，または軽度の症状がある；治療を要さない	中等度の疼痛；経口摂取に支障がない；食事の変更を要する	高度の疼痛；経口摂取に支障がある	生命を脅かす；緊急処置を要する	死亡
10028813	悪心	摂食習慣に影響のない食欲低下	顕著な体重減少，脱水または栄養失調を伴わない経口摂取量の減少	カロリーや水分の経口摂取が不十分；経管栄養/TPN/入院を要する	―	―
10055356	上部消化管出血	軽症；治療を要さない	中等度の症状がある；内科的治療または小規模な焼灼術を要する	輸血/IVR による処置／内視鏡的処置／待機的外科的処置を要する	生命を脅かす；緊急処置を要する	死亡
10047700	嘔吐	24時間に1-2エピソードの嘔吐(5分以上間隔が開いたものをそれぞれ1エピソードとする)	24時間に3-5エピソードの嘔吐(5分以上間隔が開いたものをそれぞれ1エピソードとする)	24時間に6エピソード以上の嘔吐(5分以上間隔が開いたものをそれぞれ1エピソードとする)；TPNまたは入院を要する	生命を脅かす；緊急処置を要する	死亡

付録

一般・全身障害および投与部位の状態 General disorders and administration site conditions

CTCAE v4.0 MedDRA v12.0 Code	CTCAE v4.0 Term 日本語	Grade 1	Grade 2	Grade 3	Grade 4	Grade 5
10050068	四肢浮腫	四肢間の差が最も大きく見える部分で,体積または周長の差が5-10%;腫脹または四肢の解剖学的構造が不明瞭になっていることが注意深い診察でわかる	四肢間の差が最も大きく見える部分で,体積または周長の差が>10-30%;腫脹または四肢の解剖学的構造が不明瞭になっていることが診察で容易にわかる;皮膚の皺の消失;解剖学的な輪郭の異常が容易にわかる;身の回り以外の日常生活動作の制限	体積の差が>30%;リンパ漏;解剖学的な輪郭の異常が著明である;身の回りの日常生活動作の制限	—	—
10016558	発熱	38.0-39.0℃ (100.4-102.2°F)	>39.0-40.0℃ (102.3-104.0°F)	>40.0℃ (>104.0°F)が≤24時間持続	>40.0℃ (>104.0°F)が>24時間持続	死亡
10051792	注入に伴う反応	軽度で一過性の反応;点滴の中断を要さない;治療を要さない	治療または点滴の中断が必要,ただし症状に対する治療(例:抗ヒスタミン薬,NSAIDS,麻薬性薬剤,静脈内輸液)には速やかに反応する;≤24時間の予防的投薬を要する	遷延(例:症状に対する治療および/または短時間の点滴中止に対して速やかに反応しない);一度改善しても再発する;続発症により入院を要する	生命を脅かす;緊急処置を要する	死亡
10064774	注入部位血管外漏出	—	症状を伴う紅斑(例:浮腫,疼痛,硬結,静脈炎)	潰瘍または壊死;高度の組織損傷;外科的処置を要する	生命を脅かす;緊急処置を要する	死亡
10025482	倦怠感	だるさ,または元気がない	だるさ,または元気がない;身の回り以外の日常生活動作の制限	—	—	—
10033371	疼痛	軽度の疼痛	中等度の疼痛;身の回り以外の日常生活動作の制限	高度の疼痛;身の回りの日常生活動作の制限	—	—

免疫系障害 Immune system disorders

10001718	アレルギー反応	一過性の潮紅または皮疹;<38℃ (100.4°F)の薬剤熱;治療を要さない	治療または点滴の中断が必要,ただし症状に対する治療(例:抗ヒスタミン薬,NSAIDS,麻薬性薬剤)には速やかに反応する;≤24時間の予防的投薬を要する	遷延(例:症状に対する治療および/または短時間の点滴中止に対して速やかに反応しない);一度改善しても再発する;続発症(例:腎障害,肺浸潤)により入院を要する.	生命を脅かす;緊急処置を要する	死亡

感染症および寄生虫症 Infections and infestations

10005047	膀胱感染	—	内服治療を要する(例:抗菌薬/抗真菌薬/抗ウイルス薬)	抗菌薬/抗真菌薬/抗ウイルス薬の静脈内投与による治療を要する;IVRによる処置/内視鏡的処置/外科的処置を要する	生命を脅かす;緊急処置を要する	死亡

有害事象共通用語規準 v4.0 日本語訳 JCOG 版　235

CTCAE v4.0 MedDRA v12.0 Code	CTCAE v4.0 Term 日本語	Grade 1	Grade 2	Grade 3	Grade 4	Grade 5
10006259	乳房感染	—	中等度の症状を伴う局所の感染；内服治療を要する(例：抗菌薬／抗真菌薬／抗ウイルス薬)	高度の感染：腋窩リンパ節炎；抗菌薬／抗真菌薬／抗ウイルス薬の静脈内投与による治療を要する	生命を脅かす；緊急処置を要する	死亡
10007810	カテーテル関連感染	—	限局性；局所的処置を要する；内服治療を要する(例：抗菌薬／抗真菌薬／抗ウイルス薬)	抗菌薬／抗真菌薬／抗ウイルス薬の静脈内投与による治療を要する；IVRによる処置または外科的処置を要する	生命を脅かす；緊急処置を要する	死亡
10018784	歯肉感染	局所治療を要する(うがいやすすぎ)	中等度の症状がある；内服治療を要する(例：抗菌薬／抗真菌薬／抗ウイルス薬)	抗菌薬／抗真菌薬／抗ウイルス薬の静脈内投与による治療を要する；IVRによる処置または外科的処置を要する	生命を脅かす；緊急処置を要する	死亡
10023874	喉頭炎	—	中等度の症状がある；内服治療を要する(例：抗菌薬／抗真菌薬／抗ウイルス薬)	抗菌薬／抗真菌薬／抗ウイルス薬の静脈内投与による治療を要する；IVRによる処置または外科的処置を要する	生命を脅かす；緊急処置を要する	死亡
10061229	肺感染	—	中等度の症状がある；内服治療を要する(例：抗菌薬／抗真菌薬／抗ウイルス薬)	抗菌薬／抗真菌薬／抗ウイルス薬の静脈内投与による治療を要する；IVRによる処置／内視鏡的処置／外科的処置を要する	生命を脅かす；緊急処置を要する	死亡
10040047	敗血症	—	—	—	生命を脅かす；緊急処置を要する	死亡
10040872	皮膚感染	限局性，局所的処置を要する	内服治療を要する(例：抗菌薬／抗真菌薬／抗ウイルス薬)	抗菌薬／抗真菌薬／抗ウイルス薬の静脈内投与による治療を要する；IVRによる処置または外科的処置を要する	生命を脅かす；緊急処置を要する	死亡
10046300	上気道感染	—	中等度の症状がある；内服治療を要する(例：抗菌薬／抗真菌薬／抗ウイルス薬)	抗菌薬／抗真菌薬／抗ウイルス薬の静脈内投与による治療を要する；IVRによる処置／内視鏡的処置／外科的処置を要する	生命を脅かす；緊急処置を要する	死亡
10046571	尿路感染	—	限局性；局所的処置を要する(例：外用の抗菌薬／抗真菌薬／抗ウイルス薬)	抗菌薬／抗真菌薬／抗ウイルス薬の静脈内投与による治療を要する；IVRによる処置または外科的処置を要する	生命を脅かす；緊急処置を要する	死亡
10048038	創傷感染	—	限局性；局所的処置を要する(例：外用の抗菌薬／抗真菌薬／抗ウイルス薬)	抗菌薬／抗真菌薬／抗ウイルス薬の静脈内投与による治療を要する；IVRによる処置または外科的処置を要する	生命を脅かす；緊急処置を要する	死亡

付録

236 有害事象共通用語規準 v4.0 日本語訳 JCOG 版

CTCAE v4.0 MedDRA v12.0 Code	CTCAE v4.0 Term 日本語	Grade				
		1	2	3	4	5
傷害，中毒および処置合併症 Injury, poisoning and procedural complications						
10061103	放射線性皮膚炎	わずかな紅斑や乾性落屑	中等度から高度の紅斑；まだらな湿性落屑，ただしほとんどが皺や襞に限局している；中等度の浮腫	皺や襞以外の部位の湿性落屑；軽度の外傷や摩擦により出血する	生命を脅かす；皮膚全層の壊死や潰瘍；病変部より自然に出血する；皮膚移植を要する	死亡
10055322	術後出血	臨床所見で見られる軽微な出血；治療を要さない	中等度の出血；IVRによる処置／内視鏡的処置／外科的処置を要する	プロトコールに記載された予期されるレベルを超えた≧2単位（小児では10 cc/kg）のpRBC輸血を要する；緊急のIVRによる処置／内視鏡的処置／外科的処置を要する	生命を脅かす；緊急処置を要する	死亡
10037767	放射線照射リコール反応（皮膚科的）	わずかな紅斑や乾性落屑	中等度から高度の紅斑；まだらな湿性落屑，ただしほとんどが皺や襞に限局している；中等度の浮腫	皺や襞以外の部位の湿性落屑；軽度の外傷や擦過により出血する	生命を脅かす；皮膚全層の壊死や潰瘍；病変部より自然に出血する；皮膚移植を要する	死亡
10053692	創合併症	浅層筋膜を超えない深さの，創長の≦25%の表層性創離開	創長の＞25%の創離開；局所的処置を要する	絞扼の所見のない，症状を伴うヘルニア；筋膜離開；裂開；外科的な創の縫合閉鎖や修復を要する	絞扼の所見があり，症状を伴うヘルニア；内臓露出を伴う筋膜離開；皮弁による大規模な再建，移植，切除，切断術を要する	死亡
臨床検査 Investigations						
10001551	アラニン・アミノトランスフェラーゼ増加	＞ ULN-3.0 × ULN	＞ 3.0-5.0 × ULN	＞ 5.0-20.0 × ULN	＞ 20.0 × ULN	—
10001675	アルカリホスファターゼ増加	＞ ULN-2.5 × ULN	＞ 2.5-5.0 × ULN	＞ 5.0-20.0 × ULN	＞ 20.0 × ULN	—
10003481	アスパラギン酸アミノトランスフェラーゼ増加	＞ ULN-3.0 × ULN	＞ 3.0-5.0 × ULN	＞ 5.0-20.0 × ULN	＞ 20.0 × ULN	—
10005364	血中ビリルビン増加	＞ ULN-1.5 × ULN	＞ 1.5-3.0 × ULN	＞ 3.0-10.0 × ULN	＞ 10.0 × ULN	—
10008661	コレステロール高値	＞ ULN-300 mg/dL；＞ ULN-7.75 mmol/L	＞ 300 - 400 mg/dL；＞ 7.75-10.34 mmol/L	＞ 400-500 mg/dL；＞ 10.34-12.92 mmol/L	＞ 500 mg/dL；＞ 12.92 mmol/L	—
10011368	クレアチニン増加	＞ 1-1.5 × baseline；＞ ULN-1.5 × ULN	＞ 1.5-3.0 × baseline；＞ 1.5-3.0 × ULN	＞ 3.0 × baseline；＞ 3.0-6.0 × ULN	＞ 6.0 × ULN	—
10022402	INR 増加	＞1-1.5 × ULN；抗凝固療法を行っている場合ベースラインの＞ 1-1.5倍	＞ 1.5-2.5 × ULN；抗凝固療法を行っている場合ベースラインの1.5 × 2.5倍	＞ 2.5 × ULN；抗凝固療法を行っている場合ベースラインの＞ 2.5倍	—	—

ULN：（施設）基準値上限

有害事象共通用語規準 v4.0 日本語訳 JCOG 版　237

CTCAE v4.0 MedDRA v12.0 Code	CTCAE v4.0 Term 日本語	Grade				
		1	2	3	4	5
10025256	リンパ球数減少	< LLN-800/mm³；< LLN-0.8 × 10e9/L	< 800-500/mm³；< 0.8-0.5 × 10e9/L	< 500-200/mm³；< 0.5-0.2 × 10e9/L	< 200/mm³；< 0.2 × 10e9/L	
10029366	好中球数減少	< LLN-1,500/mm³；< LLN-1.5 × 10e9/L	< 1,500-1,000/mm³；< 1.5-1.0 × 10e9/L	< 1,000-500/mm³；< 1.0-0.5 × 10e9/L	< 500/mm³；< 0.5 × 10e9/L	
10035528	血小板数減少	< LLN-75,000/mm³；< LLN-75.0 × 10e9/L	< 75,000-50,000/mm³；< 75.0-50.0 × 10e9/L	< 50,000-25,000/mm³；< 50.0-25.0 × 10e9/L	< 25,000/mm³；< 25.0 × 10e9/L	
10059895	尿量減少	—	—	乏尿(8 時間で< 80 mL)	無尿(24 時間で< 240 mL)	
10049182	白血球減少	< LLN-3,000/mm³；< LLN-3.0 × 10e9/L	< 3,000-2,000/mm³；< 3.0-2.0 × 10e9/L	< 2,000-1,000/mm³；< 2.0-1.0 × 10e9/L	< 1,000/mm³；< 1.0 × 10e9/L	—
代謝および栄養障害 Metabolism and nutrition disorders						
10002646	食欲不振	食生活の変化を伴わない食欲低下	顕著な体重減少や栄養失調を伴わない摂食量の変化；経口栄養剤による補充を要する	顕著な体重減少または栄養失調を伴う(例：カロリーや水分の経口摂取が不十分)；静脈内輸液/経管栄養/TPN を要する	生命を脅かす；緊急処置を要する	死亡
10020587	高カルシウム血症	補正血清カルシウム> ULN-11.5 mg/dL；> ULN-2.9mmol/L；イオン化カルシウム> ULN-1.5 mmol/L	補正血清カルシウム> 11.5-12.5 mg/dL；> 2.9-3.1mmol/L；イオン化カルシウム> 1.5-1.6 mmol/L；症状がある	補正血清カルシウム> 12.5-13.5 mg/dL；> 3.1-3.4mmol/L；イオン化カルシウム> 1.6-1.8 mmol/L；入院を要する	補正血清カルシウム> 13.5 mg/dL；> 3.4 mmol/L；イオン化カルシウム> 1.8 mmol/L；生命を脅かす	死亡
10020647	高カリウム血症	> ULN-5.5 mmol/L	> 5.5-6.0 mmol/L	> 6.0-7.0 mmol/L；入院を要する	> 7.0 mmol/L；生命を脅かす	死亡
10020680	高ナトリウム血症	> ULN-150 mmol/L	> 150-155 mmol/L	> 155-160 mmol/L；入院を要する	> 160 mmol/L；生命を脅かす	死亡
10020943	低アルブミン血症	< LLN-3 g/dL；< LLN-30 g/L	< 3-2 g/dL；< 30-20 g/L	< 2 g/dL；< 20 g/L	生命を脅かす；緊急処置を要する	死亡
10021018	低カリウム血症	< LLN-3.0 mmol/L	< LLN-3.0 mmol/L；症状がある；治療を要する	< 3.0-2.5 mmol/L；入院を要する	< 2.5 mmol/L；生命を脅かす	死亡
10021028	低マグネシウム血症	< LLN-1.2 mg/dL；< LLN-0.5mmol/L	< 1.2-0.9 mg/dL；< 0.5-0.4mmol/L	< 0.9-0.7 mg/dL；< 0.4-0.3mmol/L	< 0.7 mg/dL；< 0.3 mmol/L；生命を脅かす	死亡
10021038	低ナトリウム血症	< LLN-130mmol/L	—	< 130-120 mmol/L	< 120 mmol/L；生命を脅かす	死亡
10045152	腫瘍崩壊症候群	—	—	あり	生命を脅かす；緊急処置を要する	死亡
筋骨格系および結合組織障害 Musculoskeletal and connective tissue disorders						
10003239	関節痛	軽度の疼痛	中等度の疼痛；身の回り以外の日常生活動作の制限	高度の疼痛；身の回りの日常生活動作の制限	—	—
10028411	筋肉痛	軽度の疼痛	中等度の疼痛；身の回り以外の日常生活動作の制限	高度の疼痛；身の回りの日常生活動作の制限	—	—
10064658	顎骨壊死	症状がない；臨床所見または検査所見のみ；治療を要さない	症状がある；内科的治療を要する(例：外用薬)；身の回り以外の日常生活動作の制限	高度の症状がある；身の回りの日常生活動作の制限；選択的外科的治療を要する；活動不能/動作不能	生命を脅かす；緊急処置を要する	死亡

付録

CTCAE v4.0 MedDRA v12.0 Code	CTCAE v4.0 Term 日本語	Grade				
		1	2	3	4	5
10031282	骨粗鬆症	画像で骨粗鬆症の所見あり，または骨塩密度(BMD)tスコアが−1から−2.5(骨量減少)であり，身長の低下がなく，治療を要さない	BMD t スコア<−2.5；身長低下が＜2cm；骨粗鬆症に対する治療を要する；身の回り以外の日常生活動作の制限	身長低下が≧2cm；入院を要する；身の回りの日常生活動作の制限	—	—

良性，悪性および詳細不明の新生物（嚢胞およびポリープを含む）
Neoplasms benign, malignant and unspecified (incl cysts and polyps)

| 10045158 | 腫瘍疼痛 | 軽度の疼痛 | 中等度の疼痛；身の回り以外の日常生活動作の制限 | 高度の疼痛；身の回りの日常生活動作の制限 | — | — |

神経系障害 Nervous system disorders

10009845	認知障害	軽度の認知障害；作業/学業/日常生活に支障がない；特別な教育/器具は要さない	中等度の認知障害；作業/学業/日常生活に支障があるが，自立した生活は可能；専門職員による短時間の定期的ケアを要する	高度の認知障害；作業/学業/日常生活に重大な障害	—	—
10013573	浮動性めまい	軽度の浮遊感または身体が動く感覚がある	中等度の浮遊感または身体が動く感覚がある；身の回り以外の日常生活動作の制限	高度の浮遊感または身体が動く感覚がある；身の回りの日常生活動作が制限される	—	—
10013911	味覚異常	味覚の変化はあるが食生活は変わらない	食生活の変化を伴う味覚変化(例：経口サプリメント)；不快な味；味の消失			
10019211	頭痛	軽度の疼痛	中等度の疼痛；身の回り以外の日常生活動作の制限	高度の疼痛；身の回りの日常生活動作の制限		

精神障害 Psychiatric disorders

10002855	不安	軽度の症状がある；治療を要さない	中等度の症状がある；身の回り以外の日常生活動作の制限	高度の症状がある；身の回りの日常生活動作の制限；入院を要さない	生命を脅かす；入院を要する	死亡
10012378	うつ病	軽度のうつ症状がある	中等度のうつ症状がある；身の回り以外の日常生活動作の制限	高度のうつ症状がある；身の回りの日常生活動作が制限される；入院を要さない	生命を脅かす；自傷他害の危険がある；入院を要する	死亡
10022437	不眠症	軽度の入眠障害/覚醒持続/早朝覚醒がある	中等度の入眠障害/覚醒持続/早朝覚醒がある	高度の入眠障害/覚醒持続/早朝覚醒がある	—	—

腎および尿路障害 Renal and urinary disorders

| 10046539 | 頻尿 | あり | 身の回り以外の日常生活動作の制限；内科的管理を要する | — | — | — |

有害事象共通用語規準 v4.0 日本語訳 JCOG 版　　239

CTCAE v4.0 MedDRA v12.0 Code	CTCAE v4.0 Term 日本語	Grade				
		1	2	3	4	5
10046555	尿閉	尿路カテーテル/恥骨上カテーテル/間欠的カテーテルの留置を要しない；多少の残尿があるが排尿できる	尿路カテーテル/恥骨上カテーテル/間欠的カテーテルの留置を要する；薬物治療を要する	待機的な外科的処置/IVRによる処置を要する；罹患腎の腎機能または腎体積の大幅な低下	生命を脅かす；臓器不全；緊急の外科的処置を要する	死亡
生殖系および乳房障害 Reproductive system and breast disorders						
10022992	不規則月経	1-3か月間の無月経を伴う間欠的な月経	4-6か月間の無月経を伴う間欠的な月経	6か月を超えて持続する無月経	—	—
呼吸器, 胸郭および縦隔障害 Respiratory, thoracic and mediastinal disorders						
10011224	咳嗽	軽度の症状がある；一般用医薬品を要する	中等度の症状がある；内科的治療を要する；身の回り以外の日常生活動作の制限	高度の症状がある；身の回りの日常生活動作の制限		
10013963	呼吸困難	中等度の労作に伴う息切れ	極めて軽度の労作に伴う息切れ；身の回り以外の日常生活動作の制限	安静時の息切れ；身の回りの日常生活動作の制限	生命を脅かす；緊急処置を要する	死亡
10035598	胸水	症状がない；臨床所見または検査所見のみ；治療を要さない	症状があり；治療を要する(例：利尿薬/胸腔穿刺を要する)	症状があり呼吸障害と低酸素血症を伴う；外科的処置を要する(胸腔ドレナージ/胸膜癒着術)	生命を脅かす呼吸障害/循環動態の悪化；挿管/緊急処置を要する	死亡
10035759	気胸	症状がない；臨床所見または検査所見のみ；治療を要さない	症状がある；治療を要する(例：胸膜癒着術を伴わない胸腔ドレーン留置)	胸膜癒着術, および/または外科的処置を要する；入院を要する	生命を脅かす；緊急処置を要する	死亡
皮膚および皮下組織障害 Skin and subcutaneous tissue disorders						
10001760	脱毛症	遠くからではわからないが近くで見ると正常よりも明らかな50%未満の脱毛；脱毛を隠すために, かつらやヘアピースは必要ないが, 通常と異なる髪形が必要となる	他人にも容易に明らかな50%以上の脱毛；患者が脱毛を完全に隠したいと望めば, かつらやヘアピースが必要；社会心理学的な影響を伴う	—	—	—
10015218	多形紅斑	虹彩様皮疹が体表面積の＜10%を占め, 皮膚の圧痛を伴わない	虹彩様皮疹が体表面積の10-30%を占め, 皮膚の圧痛を伴う	虹彩様皮疹が体表面積の＞30%を占め, 口腔内や陰部のびらんを伴う	虹彩様皮疹が体表面積の＞30%を占め, 水分バランスの異常または電解質異常を伴う；ICUや熱傷治療ユニットでの処置を要する	死亡

付録

CTCAE v4.0 MedDRA v12.0 Code	CTCAE v4.0 Term 日本語	Grade				
		1	2	3	4	5
10037847	ざ瘡様皮疹	体表面積の<10%を占める紅色丘疹および/または膿疱で,痒痛や圧痛の有無は問わない	体表面積の10-30%を占める紅色丘疹および/または膿疱で,痒痛や圧痛の有無は問わない;社会心理学的な影響を伴う;身の回り以外の日常生活動作の制限	体表面積の>30%を占める紅色丘疹および/または膿疱で,痒痛や圧痛の有無は問わない;身の回りの日常生活動作の制限;経口抗菌薬を要する局所の重複感染	紅色丘疹および/または膿疱が体表のどの程度の面積を占めるかによらず,痒痛や圧痛の有無も問わないが,静注抗菌薬を要する広範囲の局所の二次感染を伴う;生命を脅かす	死亡
10051837	皮膚硬結	軽度の硬結.皮膚を水平に動かす(横滑り)ことができ,垂直に動かす(つまみ上げる)ことができる	中等度の硬結.皮膚を横滑りできるがつまめない;身の回り以外の日常生活動作の制限	高度の硬結.皮膚を横滑りできないまたはつまめない;関節の動きや開口部の制限(例:口,肛門);身の回りの日常生活動作の制限	全身性;呼吸困難や嚥下障害の兆候や症状を伴う	死亡
10040947	皮膚潰瘍形成	潰瘍部の径が<1cm;押しても消退しない浮腫や熱感を伴う紅斑	潰瘍部の径が1-2cm;真皮まで の皮膚欠損.皮膚あるいは皮下組織に及ぶ損傷	潰瘍部の径が>2cm;皮膚の全層欠損または皮下組織から筋層に及ぶ損傷または壊死	大きさを問わず皮膚の全層欠損の有無も問わない,筋,骨,支持組織に及ぶ広範囲の破壊/組織壊死/損傷を伴う潰瘍	死亡
10046735	蕁麻疹	体表面積の<10%を占める蕁麻疹;局所療法を要す	体表面積の10-30%を占める蕁麻疹;内服治療を要する	体表面積の>30%を占める蕁麻疹;静注治療を要する	─	─
社会環境 Social circumstances						
10027308	閉経	46-53歳に起こる閉経	40-45歳に起こる閉経	40歳よりも若い時期に起こる閉経	─	─

有害事象共通用語規準 v4.0 日本語訳 JCOG 版　　241

CTCAE v4.0 MedDRA v12.0 Code	CTCAE v4.0 Term 日本語	Grade				
		1	2	3	4	5
血管障害 Vascular disorders						
10020407	ほてり	軽度の症状がある；治療を要さない	中等度の症状がある；身の回り以外の日常生活動作の制限	高度の症状がある；身の回りの日常生活動作の制限	—	—
10020772	高血圧	前高血圧状態（収縮期血圧120-139 mmHg または拡張期血圧80-89 mmHg）	ステージ1の高血圧（収縮期血圧140-159 mmHg または拡張期血圧90-99 mmHg）；内科的治療を要する；再発性または持続性（≧24時間）；症状を伴う＞20 mmHg（拡張期）の上昇または以前正常であった場合は＞140/90 mmHg への上昇；単剤の薬物治療を要する 小児：再発性または持続性（≧24時間）の＞ULN の血圧上昇；単剤の薬物治療を要する	ステージ2の高血圧（収縮期血圧≧160 mmHg または拡張期血圧≧100 mmHg）；内科的治療を要する；2種類以上の薬物治療または以前よりも強い治療を要する 小児：成人と同じ	生命を脅かす（例：悪性高血圧，一過性または恒久的な神経障害，高血圧クリーゼ）；緊急処置を要する 小児：成人と同じ	死亡
10021097	低血圧	症状がない；治療を要さない	緊急ではない内科的治療を要する	内科的治療または入院を要する	生命を脅かし，緊急治療を要する	死亡
10025233	リンパ浮腫	わずかな肥厚またはわずかな褪色	顕著な褪色；革のような皮膚の質感；乳頭様隆起の形成；身の回り以外の日常生活動作の制限	高度の症状がある；身の回りの日常生活動作の制限	—	—
10047115	血管炎	症状がない；治療を要さない	中等度の症状がある；内科的治療を要する	高度の症状がある；内科的治療を要する（例：副腎皮質ステロイド）	生命を脅かす；末梢または内臓の虚血；緊急処置を要する	死亡

付録